看護倫理

看護の本質を探究・実践する

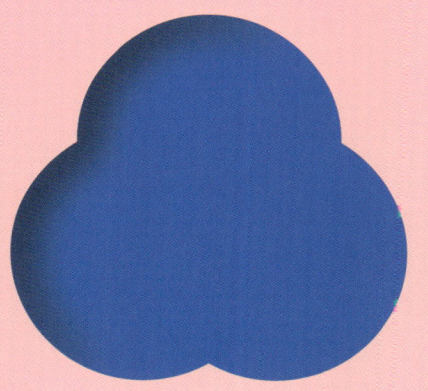

看護学テキスト
Basic & Practice
統合と実践

Gakken

■■■ 編　集

石井　トク	元日本赤十字北海道看護大学学長
江守　陽子	筑波大学医学医療系教授
川口　孝泰	筑波大学医学医療系教授

■■■ 執筆者（執筆順）

江守　陽子	前掲
石井　トク	前掲
川口　孝泰	前掲
千田　睦美	岩手県立大学看護学部准教授
相墨　生恵	東北文化学園大学医療福祉学部看護学科准教授
蛎崎奈津子	岩手県立大学看護学部准教授
熊地　美枝	独立行政法人 国立精神・神経医療研究センター病院・精神看護専門看護師
石亀　昌明	岩手県立大学ソフトウェア情報学部教授
菊池　和子	岩手県立大学看護学部教授
高屋敷麻理子	盛岡赤十字病院・緩和ケア認定看護師

編集担当：瀬崎志歩子，向井直人
編集協力：ボンソワール書房
カバー・本文デザイン：野村里香
DTP：(有)レディバード
本文イラスト：和久田容代

はじめに

　今世紀は，生命科学と情報社会，イノベーションの時代である．古くは，人々の生命が軽視され，また個人を特定できる私的情報の公開も公然と行われていた．しかし，近年では生命は尊重されるべきものであり，個人情報の流出は権利の侵害にあたるものとして社会的に認識されてきている．

　このような個人の尊厳に関する諸問題は，「バイオエシックス」という概念としてわが国に導入され，その後，国は倫理的・法的・社会的問題（Ethical Legal Social Issues：ELSI）として，倫理教育を重視するようになった．なかでも，社会の人々の健康を担う医療従事者に対して，人としての基本的な「倫理観」を有することを強く求められるようになった．

　古くから専門職者として医師は「ヒポクラテスの誓い（BC400 年）」，看護師は「ナイチンゲール誓詞（1898 年）」を遵守することが職業倫理規定とされてきた．

　わが国では看護者の倫理規定として，日本看護協会により「看護者の倫理綱領（2003 年）」がまとめられている．看護師には，いつの時代においても，人間の尊厳と生命の尊重を守る責任がある．「看護者の倫理綱領」は，看護師が専門職として機能するための必須条件でもある「職業倫理」を明文化したものである．

　古くから"命は地球より重い"と称される．人間の生命の神聖さ・神々しさ（sanctity of life：SOL）に対する敬意と尊重は，看護の基本概念であり，普遍的な価値観である．

　看護の対象は，健康上の問題を有する人々である．心身の苦痛，体力の低下，判断能力の低下の状況にある人々の援助者として，看護師の存在意義がある．看護師には，人としてあるべき「個人倫理」，社会生活のルールである「社会倫理」，そして職業倫理を融合した「看護倫理」が求められる．

　本書の特徴とするところは，看護倫理を「概論」「学内実習」「臨地実習」「看護研究」とステップを踏んで学ぶことによって，より学生が看護倫理を自身に近いものとして学べるような構成にしている点である．

　ステップ 1 では，看護倫理の基本となる考え方をしっかりとおさえられるように，看護倫理の概論について解説する．ステップ 2 では，「看護者の倫理綱領」と「領域別の倫理」を柱として，臨地実習に向けて倫理的な反応（気づき）が行えるように，各領域に特有な倫理的問題が内在する事例を学び，感受性と思考力を高める．ステップ 3 では，臨地実習を通して倫理的問題に反応し（気づき），カンファレンスで問題提起ができることを目標として展開する．また，ステップ 4 では看護研究における看護倫理について取り上げ，本書 1 冊で学生に必要な看護倫理の学びが完結できる内容を提供しようとするものである．

2014 年 9 月

編者を代表して
石井トク

Contents 看護倫理 看護の本質を探究・実践する

Step 1 看護倫理の基礎知識

1 倫理とは何か―看護職の社会的役割と行動規範 ……………………江守陽子　2
倫理とはなにか　2／看護者と倫理　2／倫理学総論　3／倫理学の分類　3／環境倫理学　5／生命倫理学　6／医療倫理学　6／倫理的問題の概要　8

2 看護倫理とは ……………………………………………………………江守陽子　9
看護倫理の基本概念　9／看護の倫理問題を検討するための看護の基準　10／多職種の倫理的な判断　15／医療者と患者・家族の関係　17／看護からみた医療における患者の権利　19

3 患者の権利と擁護 ………………………………………………………江守陽子　21
自己決定の尊重　21／「自己決定権」と「他者危害排除の原則」　21／告知，インフォームド・コンセントにおける倫理的問題　22／未成年と自己決定権　22／良質の医療を受ける権利　22／安楽死と尊厳死　23／患者の意思に反する処置　23／守秘義務と個人情報保護　23／患者を倫理的に守るための注意点　24

Step 2 学内実習に必要な看護倫理

1 学内演習―臨地実習の準備 ……………………………………………石井トク　30
看護教育カリキュラムにおける「看護倫理」　30／実習に臨むにあたっての倫理　31

2 看護者の倫理綱領

1 条　人間の生命，人間としての尊厳，権利を尊重する． ……………………石井トク　32
2 条　看護者は，国籍，人種・民族，宗教，信条，年齢，性別及び性的指向，社会的地位，経済的状態，ライフスタイル，健康問題の性質にかかわらず，対象となる人々に平等に看護を提供する． ……………………石井トク　35
3 条　看護者は，対象となる人々との間に信頼関係を築き，その信頼関係に基づいて看護を提供する． ……………………石井トク　37
4 条　看護者は，人々の知る権利及び自己決定の権利を尊重し，その権利を擁護する． ……………………石井トク　41
5 条　看護者は，守秘義務を遵守し，個人情報の保護に努めるとともに，これを他者と共有する場合は適切な判断のもとに行う． ……………………石井トク　44
6 条　看護者は，対象となる人々への看護が阻害されているときや危険にさらされているときは，人々を保護し安全を確保する． ……………………石井トク　47
7 条　看護者は，自己の責任と能力を的確に認識し，実施した看護について個人としての責任をもつ． ……………………石井トク　50
8 条　看護者は，常に，個人の責任として継続学習による能力の維持・開発に努める． ……………………石井トク　53
9 条　看護者は，他の看護者及び保健医療福祉関係者とともに協働して看護を提供する． ……………………川口孝泰　56
10 条　看護者は，より質の高い看護を行うために，看護実践，看護管理，看護教育，看護研究の望ましい基準を設定し，実施する． ……………………川口孝泰　59
11 条　看護者は，研究や実践を通して，専門的知識・技術の創造と開発に努め，看護学の発展

12条　看護者は，より質の高い看護を行うために，看護者自身の心身の健康の保持増進に努める．
　　　　　　　　　　　　　　　　　　　　　　　　　　　　　　　　　　　　石井トク　66
に寄与する．　　　　　　　　　　　　　　　　　　　　　　　　　　　　　　川口孝泰　63
13条　看護者は，社会の人々の信頼を得るように，個人としての品行を常に高く維持する．
　　　　　　　　　　　　　　　　　　　　　　　　　　　　　　　　　　　　石井トク　69
14条　看護者は，人々がよりよい健康を獲得していくために，環境の問題について，社会と責任を共有する．　　　　　　　　　　　　　　　　　　　　　　　　　　　　川口孝泰　72
15条　看護者は，専門知識を通じて，看護の質を高めるための制度の確立に参画し，よりよい社会づくりに貢献する．　　　　　　　　　　　　　　　　　　　　　　　川口孝泰　76

3 領域別にみた看護倫理
- 成人看護　　　　　　　　　　　　　　　　　　　　　　　　　　　　　　千田睦美　80
- 老年看護　　　　　　　　　　　　　　　　　　　　　　　　　　　　　　千田睦美　85
- 小児看護　　　　　　　　　　　　　　　　　　　　　　　　　　　　　　相墨生恵　91
- 母性看護　　　　　　　　　　　　　　　　　　　　　　　　　　　　　蛎崎奈津子　100
- 精神看護　　　　　　　　　　　　　　　　　　　　　　　　　　　　　　熊地美枝　106
- 在宅看護　　　　　　　　　　　　　　　　　　　　　　　　　千田睦美，相墨生恵　116
- ICTの利用と個人情報保護　　　　　　　　　　　　　　　　　　　　　　石亀昌明　123

Step 3　臨地実習に必要な看護倫理

1 臨地実習を通じての学び　　　　　　　　　　　　　　　　　　　　　　石井トク　132
臨地実習における教員と学生の責任　132／報告・連絡・相談の3原則　133

2 看護計画の評価　　　　　　　　　　　　　　　　　　　　　　　　　　菊池和子　135
看護計画の立案　135／事例から考える　135／看護学生の姿勢と態度　138

3 看護師から学ぶ—模範モデルと反面教師　　　　　　　　　　　　　　　石井トク　140
ロールモデルの種類　140／患者・家族の体験からの学び　140

4 倫理カンファレンス　　　　　　　　　　　　　　　　　　　　　　　高屋敷麻理子　142
倫理カンファレンスとは　142／倫理カンファレンスの実際　143／倫理カンファレンスの準備　143／倫理カンファレンスのなかでの留意点　144／倫理カンファレンスのまとめ方　145

Step 4　看護研究に必要な看護倫理

1 看護研究における倫理　　　　　　　　　　　　　　　　　　　　　　　川口孝泰　150
研究における倫理の始まり　150／研究倫理委員会の組織化　152／研究倫理における審査内容　153／研究倫理申請に必要な書類　155／研究者の倫理　157

看護師国家試験過去問題（解答・解説）　160
看護師国家試験出題基準（平成26年版）対照表　165
Index　166

column

人間としての倫理，道徳	石井トク	28
ICN 看護師の倫理綱領	石井トク	34
「高齢者の終末期の医療およびケア」に関する日本老年医学会の「立場表明」2012	石井トク	40
プレパレーション	相墨生恵	43
倫理的課題の学習プロセス	石井トク	49
患者の権利宣言案（1984 年 10 月 14 日）	石井トク	62
ナイチンゲール誓詞	石井トク	65
災害と心的外傷後ストレス障害（PTSD）	石井トク	71
インフォームド・アセント	相墨生恵	94
児童の権利に関する条約（子どもの権利条約）	相墨生恵	99

本書の特徴と構成

本書は，「概論」「学内実習」「臨地実習」「看護研究」とステップを踏んで学び，看護倫理について学んだ基礎が実践のなかで活かされるような構成となっている．

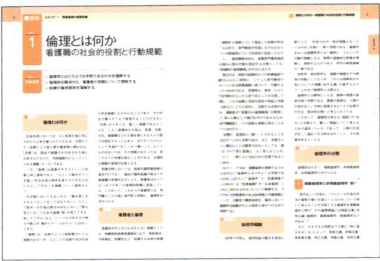

Step 1　概論

倫理とは何か，そして看護倫理とは何かなど，患者の権利を守るために看護師として必要とされる，基本となる倫理の考えかたについて解説．

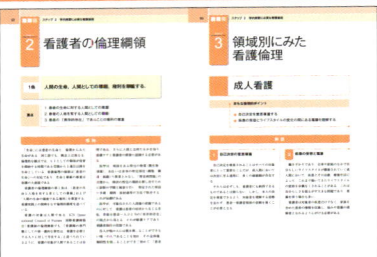

Step 2　学内実習

「看護者の倫理綱領」と「領域別の倫理」を柱として展開．臨地実習に向けての倫理的な感受性と思考力を高める．

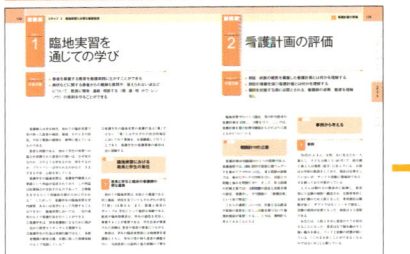

Step 3　臨地実習

臨地実習をとおして，倫理的な問題に反応でき，カンファレンスで問題提起できることを目指す．

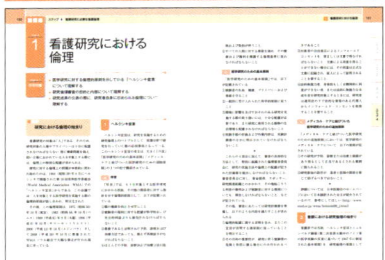

Step 4　看護研究

看護研究で必要となる倫理的な知識について解説．研究者としての倫理的な視点を養う．

看護倫理の基礎知識

Step 1

1. 倫理とは何か
   看護職の社会的役割と行動規範
2. 看護倫理とは
3. 患者の権利と擁護

ステップ 1　看護倫理の基礎知識

Step 1

1 倫理とは何か——
看護職の社会的役割と行動規範

Step 1-1 学習目標
- 倫理学とはどのような学問であるのかを理解する．
- 倫理的な観点から，看護者の役割について理解する．
- 医療の倫理原則を理解する．

倫理とは何か

　社会生活においては，人に危害を加え死亡させたり心身を傷つけたりすれば，当然のごとく法律により殺人罪や傷害罪に問われる．「法律」は，国会で審議され可決された後に公布されたもので，外的強制力によってつくられる規範（ルール）である．

　一方，「倫理」は道徳やモラルといった言葉と同じ意味であり，「人として踏み行うべき道」「社会生活の秩序を成り立たせるために人として守るべき規範」という意味をもつ．

　わが国においても古くから，「親を悲しませるようなことをしてはならない」「人として恥ずべき行為は慎まねばならない」「誰も見ていなくてもお天道様（神）が見てござる，知ってござる」など，いくつもの生き方の例えや教えが，親から子へ，人から人へと伝わってきた．

　「倫理」は，法律のように国家権力による強制力はないが，人としての品格や自分自身の存在価値にもかかわることであり，その社会で暮らすうえで無視することのできない「自律」から生じる，厳しい規範であるといえる．しかし道徳的な行為は，思想，宗教，文化，価値観などの立場を異にする人々の間では相反することもあり，またすべての人にとって共通の「正しくかつ善いこと」というものはないため，その判断にあたっては，多くの人々の共感を得ることができる，合理的な根拠や原則が必要となる．

　看護分野においては，高度先端医療技術の進歩だけでなく，国民の権利意識の高まりや価値観の多様化などにより，看護者はかつてないほどの多くの倫理的問題に直面している．したがって，これからの看護者には，専門職としての高い専門性と同時に，倫理性が求められる．

看護者と倫理

　看護者が守らなければならない規範としては，保健師助産師看護師法（以下，保助看法）や医師法，医療法など，医療それ自体や医療

に関係する職業について規定した法律が存在する．また，専門職者が自覚しなければならない職業倫理について具体的に記述したものとして，倫理綱領がある．看護専門職者集団内部の人間の行動を規定する文書としては，「看護者の倫理綱領」がそれにあたる．

看護者は，病院や診療所などの医療施設で働き始めると同時に，こうした専門職者のルールである看護倫理に基づいて，行動することが求められる．看護者は，患者一人ひとりが個性をもった人間であることを自覚して接し，自らの知識と技術を患者の利益と幸福に結びつくように活用し，支援する必要がある．看護者が「看護者の倫理綱領」を軽視して，単に目標として掲げるだけであるならば，専門職集団としての信頼も尊敬も得ることはできないだろう．

倫理は，道徳的に「善い」とされることを達成するために必要である．また，有徳な人格を備えることは簡単ではないとしても，倫理について常に意識し，よく考えることは，少なくとも善い人となるための近道であると思われる．

本ステップでは，看護倫理を理解するためにまずは，「倫理学とはどのような学問であるのか」，さらに「"倫理学"と，医療現場でよく耳にする"医療倫理"や"生命倫理"とはどこが異なるのか」について概観する．そのうえで，看護者の社会的役割と行動規範について，看護者の職業倫理を，臨床において倫理的な問題が生じる場面と結びつけながら考察する．

倫理学総論

倫理学や哲学は，現代社会の動きを身近に感じとり，「社会では今，何が問題となっているのか」を扱い，問う学問である．倫理学あるいは道徳哲学とは一般的に，人としての行動の規範となる，物事の道徳的な評価を理解し，研究するものであり，哲学の研究領域の一部である．

法哲学・政治哲学も，規範や価値をその研究の対象としてもつが，これらは国家的な行為についての規範（法や正義）を論ずるもので，この点で倫理学とは異なる．

倫理学とは簡単にいえば，物事の善悪の基準を問う学問である．善悪の基準は，人間の行為を正しい方向に前進させるうえで必要不可欠な，根本的な問いと考えられている．

したがって，倫理学は単なる「規則」や「命令」とは異なり，難しい事象について考えるための道具（ツール）であって，人間の行為が正しく進むべき方向を示すことに，その役割があるといえる．

倫理学の分類

倫理学は大きく，規範倫理学，非規範倫理学，応用倫理学に分けられる．

1 規範倫理学と非規範倫理学（図1）

「何が正しい行為か」「どのような行為が本当の意味で善い行為といえるのか」という問いに答えることを目的とする倫理学を規範倫理学と呼び，その倫理理論には帰結主義（功利主義）倫理学，義務倫理学，徳倫理学などがある[1,2]．

また，さまざまな判断を下す際に「何に重きをおくか」によって，快楽主義，幸福主義，非快楽主義，利己主義，利他主義，功利主義

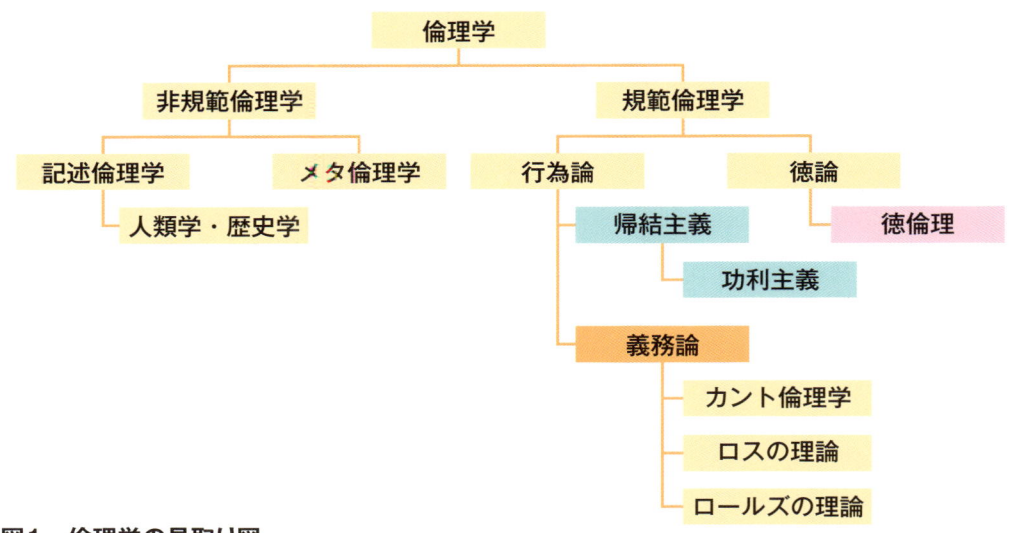

図1　倫理学の見取り図
文献1）より引用

などの立場がある．倫理理論や倫理学説は，多くの人が議論を行うための共通の「言語」にあたり，合理的に考えるためのツールとなる．

　一方，倫理学の理論的根拠となる倫理の成立や，法・宗教との関係，時代による倫理のあり方の変遷を研究する学問を，非規範倫理学（またはメタ倫理学）と呼ぶ．この分野は20世紀以降，言語哲学や分析哲学の影響を受けて発展した．

2　応用倫理学

　規範倫理学や非規範倫理学の成果に基づき，現代の実践的な諸問題に倫理学的観点からアプローチする学際的領域が応用倫理学である．応用倫理学はその応用範囲に応じて，さまざまな名称をもっている（**表1**）．

　臨床における看護者の倫理について考える枠組みも，この応用倫理学のなかに位置する．

表1　応用倫理学の種類

- 環境倫理学
- 生命倫理学
- 医療倫理学
- 臨床倫理学
- 看護倫理学
- 脳神経倫理学
- 経済倫理学
- 情報倫理学
- 動物倫理学
- その他

ただし応用倫理学は新しい分野であり，領域の守備範囲も整理が進んでいない．そのため，ある問題に対して領域ごとに「枠組み」が考えられることもある．領域ごとに枠組みを設定していると，それぞれの領域で内容の取りこぼしが生じるおそれがある．したがって，互いの学問間での協力が重要になる．

　以下では，この応用倫理学の立場から，看護倫理，および看護を取り巻く医療や環境に関する倫理について考察する．

環境倫理学

「自分のことは自分で決めてかまわない」という個人主義的自由主義の主張は，「自分の所有財産はどのように使おうが自由である」という主張と同様に，自身の「身体」や「生死」まで自分で自由に決めることができるという主張につながる．

こうした主張や立場に対して環境倫理学では，人間だけではなく，その他の動物や植物・自然の環境生態にまで，生存権を拡大する．

また環境倫理学は，未来の世代に対する責任や，地球全体としての意思決定についての規範についても考察している．

1 自然の生存権

生存権は，人間にだけあってそれ以外のものにはないとすると，「人間が生きてゆくために自然を破壊してもよい」という主張が正当化される．しかし環境倫理学では，人間だけでなく，おのおのの生物，生態系，景観などにも生存の権利を認めるという考えに立つ．

しかし，人間以外のものに生存権を認めるという主張とは，地球上のあらゆる生物に生存権を認めることになり，人間は自分が生き，食べるためのあらゆる殺生ができなくなる．この点が生存権による主張の難しい点である．

生存権をはじめとする諸権利を，誰にどこまで拡大すべきかという問題には多くの議論があり，意見の一致はみていない．

2 世代間倫理

現代を生きる世代は，未来の世代の生存可能性に対して責任がある．したがって，環境を破壊し資源を独占するという行為は，環境倫理学において，未来の世代に対して加害者となるという考えである[3]．

例えば，確認されている地球上の化石燃料（石炭や石油）は，今後100年前後で枯渇するといわれている．長い人類の歴史のなかで，現世代がこうした資源を独占し使い果たすことの是非が問われる．もちろん，化石燃料の採掘に伴う環境破壊もまた，世代間倫理と深く関連している．

3 地球全体主義

地球の生態系は閉じた世界（宇宙）であり，そのシステムは有限で，閉鎖的である．人間は，生態系という共同体の一員にすぎないのだから，共同体の他の構成員に対して，愛情と尊敬をもって接することが求められる．

先人は，人間は世界の支配者ではなく，その他多くの生物と同様に，自然神によって生かされていると考え，収穫物を神に奉納し，自然の恵みに感謝する心をもっていた．また，農家の庭先にある柿やみかんの実は，鳥たちの食糧とするために全部収穫しないで一部を残し，また，漁師たちは網の目を大きくして，資源保全のために小魚を逃がすなどしてきた．

こうした工夫は，生態系に組み込まれた人という生物にとって，生き残り戦略の1つでもある．

4 人口問題

世界の総人口は，1950年に25億人であったものが，2012年には71億人にまで急増した．人口増加は地球温暖化だけでなく，食糧問題やエネルギー問題に大きく関係する．し

かし，人口の増加に歯止めをかけるための対策に，ひとつ間違えば多くの倫理上の問題に行き当たる．

例えば，中国における「一人っ子政策」を仮に全世界で行うとなれば，世界中のカップルが自分たちの意思ではなく，国家によって出産制限を強いられることになり，生殖の自由という権利が奪われるという考えも成り立つ．

生命倫理学

1970年代以降，生命科学は急速な進歩を遂げた．その結果，生命工学分野における遺伝子組換え技術，体外受精・出生前診断・臓器移植などの高度先端医療技術の臨床医学での実用化，胚性幹細胞（ES細胞）の作成，人工多能性幹細胞（iPS細胞）の臨床応用など，これまで考える必要のなかった未知の倫理的問題が生じた．

患者にとって最善で最大の幸福は何かが検討されるなかで，「患者の権利」や「インフォームド・コンセント」に対する意識の高まりとともに，例えば「不妊治療における高度生殖補助医療技術は医学の進歩か，神への挑戦か」「臓器移植のための渡航は是か非か」「心臓が動いていても，脳が死ねば死なのか」など，さまざまな意見がありうる，難しい課題が山積している．

生命倫理学は，人の生命のあり方に問いを投げかけている．これにより生命倫理学が扱う問題の多くは医療倫理学に取り込まれ，生命についての問題が，双方の領域で研究されている．

医療倫理学

医療における公正，公平，公明を否定する医療者はいないにしても，現代医学はその飛躍的発展ゆえに，さらに複雑な様相を示している．

人はどんな理由があろうとも，自分以外の人をナイフなどの凶器で傷つければ法律によって罰せられる．しかし，医療においては診療上必要であれば，外科手術のようにメスやハサミで他人の身体に傷をつける行為や，毒性の強い薬物を患者に投与することが許されている．また，治療のために他人の衣服を脱がせて裸にしたり，家族にも知られたくない過去の秘密を聞き出したりすることもある．

医療を提供する医師，保健師，助産師，看護師，薬剤師など多くの職種が，名称だけでなく，その業務の独占が法律で定められている．他人の身体に針を刺したり，劇薬を投与するなどの医療行為は通常，一般社会では禁止されている行為であるにもかかわらず，国家がある職種の人々に限ってその行為を許すのが，免許制度である．その交換条件として，これらの専門職者は自らの利益ではなく，社会あるいは人（患者）の生命と生活を保障することを第一に考えて，業務を行うことを求められる．

1 正当な医療行為

無資格者が医療行為を行うことは，法律違反である．しかし，有資格者においても**表2**に示す3つの要件を満たして初めて，医療行為は正当なものとなる．

医療行為は健康の回復・保持および増進の

> **表2　正当な医療行為**
> ❶ 医学的適応性
> ❷ 医療技術の正当性
> ❸ 患者の自己決定

> **表3　医療倫理の4原則**
> ❶ 自律尊重原則
> ❷ 善行原則
> ❸ 無危害原則
> ❹ 正義原則

ために行われるが，逆に心身へ危害を加える可能性があるため，相当な医療水準を備えた専門職者でなければ許されない．また，先進的医療であっても，科学的エビデンスを備えていることや，世の中の人々に受け入れられ，かつその他の医療専門職集団にも承認された方法でなければならない．さらに，医療提供を受けるか否かは患者が決めることであり，患者の同意がなければ違法となる．

医療倫理として大切なことは，医療者自身がどのようなプロセスで，何に価値をおいてその結論を出したのかを，社会に対して合理的に説明できることを，常に意識することである．また，その場合の判断は多くの人の共感を得られるものでなければならない．例えば，「治療限界のある疾患の治療をどこまで追求するか」ということや，個人情報保護の観点に照らして，「医療者およびその関係者間の患者情報をどの範囲で，どこまで共有するのが適切か」などの多くの課題について，それぞれに根拠が求められる．

2　医療の倫理原則

医療倫理学では，医療における行為や方針の決定にあたって判断に迷うときや，自分の判断と異なる場面に直面したときなどに，その問いを検討する枠組みとして，4つの原則（医療倫理の4原則）が用いられる[4]（**表3**）．

a　自律尊重原則

患者の自律を尊重するとは，自分で物事を判断し決定できる能力を備えている患者が，治療やケアの方法を自分自身で決定できるように必要な情報を提供することや，疑問に対して丁寧に説明するなどの援助を行うこと，および患者の決定を尊重することである．これは，医療者と患者の家族だけでなく，患者にかかわる周囲の人々全員に対して求められる．

患者が適切な情報を得たうえで自己決定を行い，ある医療処置に対して同意が得られると，インフォームド・コンセントが成立したとみなされる．しかしながら医療の現場では，判断能力（意思能力，同意能力）が喪失したり低下している人を対象とすることがあるため，患者の意思による決定といえども無条件で優先されるものではなく，慎重かつ総合的にその過程を判断する必要がある．

b　善行原則

医療者は，患者にとって最善と思われることを行うことが求められる．患者の最善の利益とは，その患者の考える最善の利益を尊重することを意味する．

しかし，医療者が考える最善のことと患者の自己決定は，必ずしも一致するとは限らない．医療者が，どのような価値（例：生存期間の延長なのか，生活の質なのか）を重視して最善と考えたのかについては，十分説明し，話し合う必要がある．

c　無危害原則

この原則は何よりも，患者に危害を与えないことが求められる．患者の生命を奪ったり

苦痛を与えることなどは，この原則に反する．社会のすべての人に対して害悪や危害を引き起こさないことは，医療者の責務である．

d 正義原則

倫理的判断の一貫性が重要であることと同様に，同じような状況にある人は同じように扱われるべきであり，時間的・資金的・設備的・人的な資源は正義の名において，公平に分配することが求められる．

正義とは，道理や道徳にかなっていて「正しい」ということである．

*

これら4つの原則は，すべての医療専門職の理念に共通する概念と考えることができる．医療倫理の4原則を用いて問題を検討することで，医療者は何を優先すべきか，医療者間の判断の違いは何によるのかなど，課題を顕在化させることができ，話し合いのための検討課題を見つけることができる．すなわちこれらの原則は，医療者間で倫理的に考える際の共通のツールとなりうる．

倫理的問題の概要

臨床現場において患者にとって何が利益で何が害悪かは，複雑かつ多様化しており，それに伴い判断も複雑さを増している．医療者の共通の目標は患者が疾患・障害から回復することであり，患者の意向を尊重した生活の質（quality of life：QOL）の向上である．しかし，それぞれの専門職によって問題の捉え方，判断の内容と根拠は同じとはいえない．

患者との関係のなかで捉えている問題として，医師は治療の公平性，医療資源の配分の適正の是非，治療法の選択，法的，経済的な問題などを中心に考えるであろうし，看護者は患者と家族の希望，症状の管理，退院後の療養生活の問題などを患者の側からみて重視するであろう．その背景には，医師と看護者の患者に対する道徳的な姿勢の相違があるためと考えられる．看護者は，意思決定した患者やその状況を認めて寄り添うという，看護としての基本的役割を担う必要がある．

また，治療内容や病状の認識が医療者と患者・家族間で異なる場合では，目標が同じ方向性を見出せないため，各専門職は自身の価値に応じた判断と行動が求められる．医療者としての行動は，患者の何に着目し，何に寄り添うかによって決まるため，立場による何らかの価値の対立が生じる場合もある．医師，看護者，その他の医療者の行動は最終的には，その行動を導く専門職者の基準，すなわち倫理綱領に基づいて判断されることになる．

引用文献
1）奈良雅俊：倫理理論．入門・医療倫理Ⅰ（赤林朗編），p.32，勁草書房，2005．
2）小坂国継，岡部英男編著：倫理学概説．ミネルヴァ書房，2005．
3）加藤尚武：新・環境倫理学のすすめ．丸善，2005．
4）水野俊誠：医療倫理の四原則．入門・医療倫理Ⅰ（赤林朗編），勁草書房，2005．

Step 1-1 学習の振り返り	■ 社会で人々が生活するうえで，なぜ倫理が必要とされるのかを説明してみよう． ■ 専門職としての看護者が自覚しなければならない職業倫理について，説明してみよう． ■ すべての医療専門職者の理念に共通する概念である医療の倫理原則について，説明してみよう．

2 看護倫理とは

Step 1-2 学習目標
- 看護倫理の基本的な概念を理解する．
- 看護の倫理問題を検討するための看護の基準について理解する．
- 医療における患者の権利を理解する．

　応用倫理学に分類される看護倫理学，医療倫理学，生命倫理学，環境倫理学は，それぞれが扱う領域は大きく重なり合っている．そのため，それぞれの倫理的課題を分析する際にその基準を相互に共有し，参考にすることは有益である．

　看護者に関する基本法は「保助看法」[1]であり，免許は**表1**に示す4種があり，それぞれの業務が規定されている．

　看護者の業務はそのときどきの医療の状況によって，また医療機関によって，あるいは看護者の能力によって，できることや担当することが変わってくる．最近では医療レベルの高度化と看護教育の高等化を背景に，専門看護師（Certified Nurse Specialist：CNS）などに代表される看護業務の拡大についての議論が進んでおり，高度な看護実践の業務範囲と裁量が検討されている．

　看護者は法律に規定されている業務の範囲で看護を実践すると同時に，その業務については法的な責任を負うことになる．法的責任をもつ以上は，専門職として医療や療養環境の快適性を保証するための看護提供体制を見直し，看護者の労働環境を整備するとともに，看護基礎教育だけでなく，生涯にわたって看護実践力を高め，維持する努力をすることが専門職者としての責務となる．

　看護が専門職であるかないかは，社会が看護専門職に対してもつ信頼に基づいており，社会の信任を得なければ看護という専門職は成立しない．そのため，これらの責任と倫理的役割を，専門職として強く自覚する必要がある．

表1　看護者の免許の種類と業務

保健師	保健指導に従事
助産師	助産または妊婦・褥婦もしくは新生児の保健指導に従事
看護師	傷病者もしくは褥婦に対する療養上の世話または診療の補助に従事
准看護師	医師・歯科医師・看護師の指示を受けて傷病者もしくは褥婦に対する療養上の世話または診療の補助に従事

看護倫理の基本概念

　看護倫理は生命倫理と医療倫理に則り，さ

らに職業倫理を付加したものであり，看護者がよりよい看護行動を自ら見出し，正しく進むための指標であるといえる．

多くの国々の看護専門職団体が，看護実践の倫理規定を定めるようになったのは，20世紀半ばになってからである．看護の倫理綱領の原点は，ナイチンゲール誓詞である．その理念は今日，国際看護師協会（International Council of Nurses：ICN）[2]や公益社団法人日本看護協会（以下，日本看護協会）[3]の倫理綱領となり，看護専門職の内的基準となっている．

提供される看護実践の質を一定のレベル以上に保つ努力は，個々の看護者のすべてに必要であり，同時に看護専門職集団としても必要である．各国の看護師協会はそのための基準を倫理綱領に明記し，努力を重ねている．

倫理綱領は，看護者が看護を実践するにあたって，何が自分たちの基本的責任であるか，その責任を果たすためにどのように行動すればよいのかを，社会と看護者自身に指し示す行動指針である．看護者はこれを，自らの看護実践を振り返る際の基盤とすることができる．さらに，看護の実践について看護者が専門職として引き受ける責任の範囲を，社会に対して示すことでもある．

看護の倫理問題を検討するための看護の基準

看護実践にとっての重要な原則は，善行，無害，正義，自律，誠実，忠誠であるとされている．

しかし，看護の倫理的課題については，できるだけ多方面の観点から問題を捉える必要がある．以下に示す異なる価値体系や理論的判断基準を利用することができる．

1 基本的人権の擁護の見地

基本的人権とは，人間が人間らしい生活をするうえで，人間として当然もっている基本的な自由と権利を意味している．

第2次世界大戦中の人権侵害に対する反省から，戦後，基本的人権に対する認識が高まり，1945（昭和20）年に調印・発効した国際連合憲章は，「人間の尊厳（個人の尊厳）」をその基本原理に定めた．人間あるいは個人の尊厳または尊重は，個人が人間として有する人格を相互に尊重することであり，基本的人権と同義である．

さらに，1948（昭和23）年に第3回国際連合総会で採択された人権に関する世界宣言（世界人権宣言，Universal Declaration of Human Rights）も，「すべての人間は，生れながらにして自由であり，かつ，尊厳と権利とについて平等である」「国際連合の諸国民は基本的人権，人間の尊厳および価値ならびに男女の同権についての信念を再確認し，社会的進歩と生活水準の向上とを促進する」「すべての人は人種，性，言語，宗教，意見，出身，財産，地位，等のいかなる事由による差別を受けることなく，この宣言に掲げるすべての権利と自由とを享有することができる」と宣言した．

世界人権宣言は，この宣言の後に国際連合で結ばれたほとんどの人権条約や，世界の人権に関する規律の基本とされている．

わが国においては，1947（昭和22）年に施行された日本国憲法が基本的人権の尊重をその柱の1つとしている．日本国憲法は，法の下の平等，男女の本質的平等，政治上の平等などの「平等権」，身体・精神の自由，思想・信仰・言論・集会・結社の自由，経済活動の

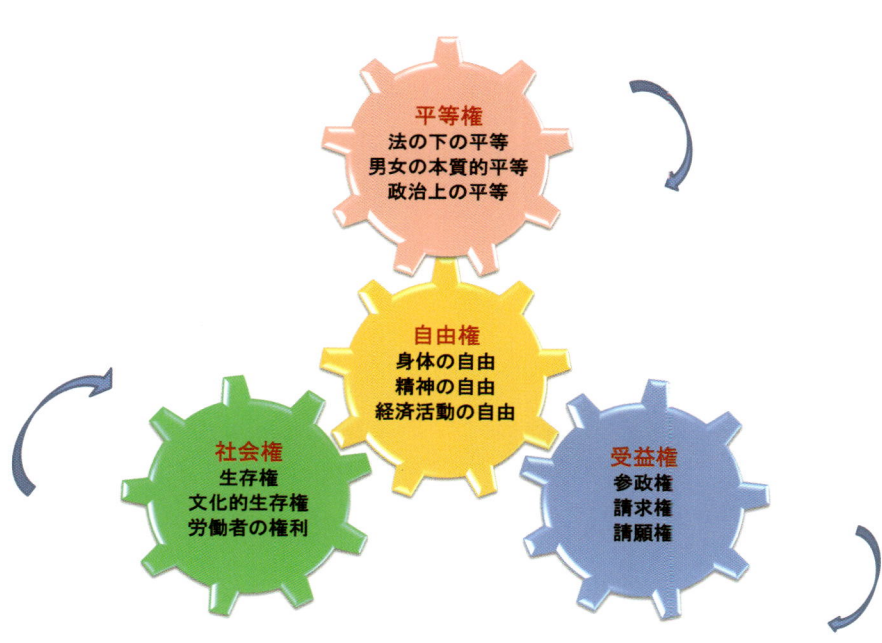

図1　日本国憲法が保障する4つの人権
日本国憲法は国際連合憲章が定めた人間の尊厳の尊重を規律の基本として，その権利を保障している．

自由などの「自由権」，生存権，教育を受ける権利，働く権利，労働者の団結権等の「社会権」，参政権，国・公共団体に対する賠償請求権などの「受益権」を基本的人権として保障している（**図1**）．

さらに，時代や人々の意識・社会の進展によって，近年では憲法には直接に定められていないものの，環境権や知る権利などといった「新しい人権」が生まれてきている．「環境権」は，国民が満足できる自然や文化的な生活を送ることができる権利のことで，日照権や地域の景観を守る権利，たばこの嫌煙権などがある．また，「知る権利」は，国民が政府や企業に対して生命や安全などに関する情報の公開を求める権利，国の個人情報保護や地方自治体のプライバシー保護の権利などがそれにあたる．

これらの基本的人権の擁護は，看護の倫理課題となるだけではなく，人が生活するうえでの大前提であることから，擁護すべき立場からの検討が必要である．

2　原則主義の見地

原則主義とは，原則を中心に据えた道徳理論をいう．原則とは，広範囲なものに適用される規則または規範である．

ビーチャム（Beauchamp）とチルドレス（Childress）による「生命医学倫理（The Principles of Biomedical Ethics）」[4]は，わが国においても第3版が翻訳されて以来，生命倫理学における古典的教科書と位置づけられている．このなかで彼らは，「倫理学とは，道徳的生き方を理解し実施するための包括的

概念で，その内容は人権もしくは善なる行為の規範を示し，人々が何を信じ，いかに行動するかを記述することである．さらに倫理の概念と方法論を解析することも含む」と述べ，生命倫理をめぐる規範として，「個人の自律性尊重（Respect for autonomy）」「無危害（No malfeasance）」「仁恵（Beneficence）」「正義（Justice）」の4原則を示している（表2）．

この原則を重視して，個々の倫理的問題やジレンマにアプローチする立場が，「原則主義」である．原則主義は，医療倫理の原則にも一致しており，看護においてはICNの倫理綱領の基準にもかなっていることから，これらを用いて看護における倫理的意思決定の判断基準とすることができる．

看護倫理の問題を検討するにあたっても，まずこの4原則にかなうかどうかを判断する必要がある．

3　ナラティヴの見地

原則主義に対抗する判断基準として，ナラティヴ倫理学が提起されるようになった．原則主義倫理学は，主として敵対的な臨床関係を扱うものであり，ケア的な関係を検討することには向いていない．

ナラティヴ倫理学が重視するのは，原則主義のように型にはめて考えることではなく，むしろ特定の状況がもつ意味の多様性をどのように受け入れていくかということである．

すなわち，「人は自分を取り巻く世界や現実をありのままに捉えて理解する」という考え方を否定して，「人は自分のもつ認識の枠組みや知識を使って世界を理解し，自分なりの意味を生成する．また，その認知はその人の存在する文化の枠組み，言語，歴史，象徴や比喩などに影響される．さらに，個人も言語を使用して社会に働きかける（表現する）ことで，社会に影響を与えていく関係にある」とする考え方である[5]．

人は誰しも，他者とまったく同じ経験を体感することはできないからこそ，他者に自分の人生を共有してもらいたい，肯定してもらいたいという気持ちをもって，自分の思いや考えを自分のなかで振り返り，再構成し，努力して，他人に語るのである．

一方，それを聞く人はわかってあげたい，理解したいという思いがあるからこそ，聞く力が生まれる．

こうして双方からベクトルがはたらき，これが「誰かとともに在る」という意識を顕在化させ，他者理解につながると考えられる[5]．

ナラティヴアプローチは，人々の固有の物語（＝ナラティヴ）を重視する道徳論であり，道徳的問題の個別性と独自性に注目し，重視することによって，問題を解決しようと試みるのである．これは，倫理的意思決定を行う際に重要となる「医療倫理の4原則（p.7参照）」を補う役割を果たす．

4　ケアの見地

ケアという営みは，人間の生活の歴史とと

表2　生命医学倫理の4原則

❶自律性尊重の原則	患者の考え，選択，行動を尊重する．
❷無危害の原則	患者に危害を与えない．
❸仁恵の原則	患者の幸福や利益になるよう行動する．
❹正義の原則	担当患者を平等に扱う，資源を公平に配分する．

もに存在し，看護のなかで育まれてきた．ケアは，ケアされる側とケアする側の人間関係のなかで，その関係についての問題を捉え，関係のなかで示される同情，共感，親切，世話などが評価される．

ケアは，心身の世話を仲立ちとして，対象者との相互作用が促進されたり，患者が安楽になったりすることから，看護者にとっては看護の本質ともいうべき意味をもつ．ケアの倫理においてまず優先されることは，他者の見解ではなく，当事者たちの見解であり，その関係こそが重視される．

5 ケアリングの見地

メイヤロフ（Mayeroff）[6]のいうケアリングとは，ケアされる他者の成長を可能とする行動である．しかし，それだけにとどまらず，他者をケアすることにより，ケアする人もまた自身に欠けているものに気づかされることから，自身も成長するのである．この関係性が成立することで，ケアリングが達成される．

したがって，ケアリングとは，他者志向的な行動であると同時に，自己志向的な行動でもあるといえる．このことから，メイヤロフのいうケアリングの本質は，ケアする者とされる者の関係であるといえる．

ケアリングの倫理では，看護者個人ではなく，看護者と患者との関係を扱う．

ワトソン（Watson）[7]は，ケアは看護の具体的行為であり，ケアリングは態度（心の姿勢）であると述べている．

すなわち，「ケア」という言葉が従来，身体的な世話や具体的行為を表す用語であったのに対し，「ケアリング」は，①看護職の援助行動に示される対象者との関係性・かかわり合い，②対象者の尊厳を守り大切にしようとする看護職の理想・理念・倫理的態度，③気づかいや配慮，として使用されることが多く，それが対象者にとって何らかの意味（安楽，癒し，内省の促し，成長発達，危険の回避，健康状態の改善など）をもつとされる．

つまりケアリングは，対象のニーズに応えるだけでなく，ある行為が対象のためになるかどうか（対象のQOLを高め，成長につながるか）を判断するという，看護の特性を表わす概念といえる．

6 アドボカシーの見地

アドボカシーに，「擁護」や「支持」などの意味をもつ言葉で，日本では「権利擁護・代弁」と訳される．

すなわち，社会環境での性差撤廃，地球環境問題など広範な分野での政治運動，自らが自己の権利を十分に行使できないような社会的弱者（子ども，障害者，老人，患者など）の権利を代弁したり擁護すること，およびこれらの運動や政策提言を行うことなどを指す．

臨床分野では「患者のために声をあげる・代弁する」「患者に力を与える」「患者を保護する」「患者と協調して取り組む」などと解釈されている．

アドボカシーは個人，集団，地域社会などが，個人の生き方に合った計画やシステムによって，自分らしく生きていく力を高めるための支援であり，看護者の道徳的概念であると考えられている．

ベイトマン（Bateman）[8]は，具体的にアドボケートするときの原則を以下の6項目にまとめている．

①常にクライエント（相談者）の最善の利益に向けて行動する．

②クライエントの自己決定を徹底的に尊重する．
③クライエントに対して逐一正確な情報を提供する．
④努力と有能さでクライエントの指示を実行する．
⑤クライエントに対して，率直で主体的な助言を行う．
⑥クライエントの秘密を厳守する．

　本人の自己決定を尊重し，さまざまな問題を「人権問題」として捉え，人権擁護とともにサポートする意味が含まれている．

　代理人としての看護者はまず，患者・家族の基本的人権を考え，次いで患者・家族の人間としての尊厳・価値・プライバシー・選択を守るために最もよいとの考えに添って行動する．

　しかし，アドボケートすることは，看護者個人の義務感・道徳観念・特性に頼るだけでは限界があることから，看護チームのなかで共通の看護目標を目指して協力・協調して，実践する必要がある．これらは看護者が専門職として実践するうえで，必須なものとされている．

7　フェミニズムの見地

　フェミニズムの思想は多様であるが，基本的には男女同権を実現し，性差別のない社会を目指して，女性の社会的・政治的・経済的地位の向上と，抑圧されていた女性の権利を拡張しようとする思想・運動のことを指す．

　フェミニズムは，人権思想と並行して啓蒙思想・近代自由主義に影響され，すでに200年以上の歴史をもつ．19～20世紀初頭の欧米諸国を中心とする女性参政権運動の盛り上がりを第一波，1960年代以後のウーマンリブに代表される動きを第二波，と呼んで区別する．

　社会制度・文化・歴史によってつくられ，育てられてきた男女の役割・意識・行動・価値基準がもつ意味と，男女の視点の違いから，個人的・社会的な力の差異をみつめ，分析する．社会における性の差別・偏見・暴力について正しく認識する際に，忘れてはならない視点である．

8　ノーマライゼーションの見地

　デンマークの社会省で知的障害者の施設を担当したバンク-ミケルセン（Bank-Mikkelsen）は，知的障害者を収容する多くの大型施設では，障害者たちが自由に外出できず，食べるのも寝るのも常に一緒の集団単位の生活を送っていることに疑問をもち，知的障害者の親の会とともに，「ノーマライゼーション」という言葉を盛り込んだ知的障害者の生活改善のための「1959年法」を制定させた．

　その理念は，「障害者と健常者とは互いに平等に人権が保障され，社会生活を共にする（共生社会）のが正常なことであり，本来の望ましい姿である」とする考え方である[9]．

　この流れは，1960年代にはスウェーデンなど北欧諸国にも広がり，ニィリエ（Nirje）は，ノーマライゼーションの理念を整理・成文化し，原理として定義づけた．

　ニィリエはノーマライゼーションの8つの原理（①1日のノーマルなリズム，②1週間のノーマルなリズム，③1年間のノーマルなリズム，④ライフサイクルでのノーマルな経験，⑤ノーマルな要求の尊重，⑥異性との生活，⑦ノーマルな生活水準，⑧ノーマルな環境水準）を実現しなければならないとした．

　日本でノーマライゼーションが広く知られ

始めたのは，1981年が国連で「国際障害者年」として定められた後である．米国ではノーマライゼーションは，「黒人と白人の対等の権利」を語る場面でも用いられる．また，自立生活運動，QOLの概念，当事者主体の理念，在宅サービスなども，ノーマライゼーションの思想が根底にある．

障害者だけでなく，患者，虚弱者，老人，少数者らの生活や権利を考えるとき，忘れてはならない視点である．

多職種の倫理的な判断

看護の現場では，同じ職種の者同士でも，さまざまな価値や考え方の違いが生じることがある．ましてやチーム医療における異職種間では，考え方や価値基準の違いは少なくない．

そこから生じる葛藤や相違を解決する判断基準は，各職種がもつ倫理的視点であるといえる．医療現場で誰も経験したことのない新しい状況，異なった条件で起きた模範回答のない難問を倫理的視点から，看護者同士はもちろんのこと，医療チーム全体で議論する必要がある．

看護の倫理的問題について議論を行う場合には，直観的な思考に頼るだけでなく，合理的に考えることが大切である．合理的な倫理判断には少なくとも，①事実と価値の区別，②判断の一貫性，③公平な視点，の3つの要素が必要であるとされている[10]．

事実と価値の区別とは，医学的な事実を正確に把握することと，その価値判断を厳密に分類するということである．判断の一貫性とは，類似した事例は同じように扱うということである．公平な視点とは，自分自身の価値基準を持ち込まず，すべての人の利益が平等になるように配慮するということである．

1 看護における倫理的葛藤への対応

看護における倫理的葛藤（ethical conflicts）とは，看護ケアを行う際にそれぞれ異なった考えや欲求，矛盾，対立などがあって，その選択に苦悩する状態をいい，倫理的ジレンマ（dilemma）とも同義である．

すなわち，ある問題に対する2つ以上の選択肢のどれを選んでも何らかの不利益または不適切が生じ，態度を決めかねる状態であり，「板ばさみ」「窮地」といいかえることができる．

こうした倫理的葛藤場面においても，「医療の倫理原則」は道徳的意思決定やその行為の判断基準となりうる．しかし，価値基準は時代や文化的背景によって変化するため，唯一無二，普遍の原理ではないこともまた事実である．

臨床場面での看護者が抱きやすい葛藤状況として，「患者や家族員の意思決定内容を，看護者として肯定的に受け止めることができない」「医療者が治療を決定する傾向がある」「医師に意見を言うことができない」「看護者自身の専門的能力が未熟で，十分な看護が行えない」「患者の社会通念に反した行動や，反社会的あるいは自己中心的な態度・行動」などが挙げられる[11-13]．

サラ・フライ（Sara, Fry）[14]は，倫理的課題に関する葛藤の解決方法として，以下のプロセスを踏むことを提示している．

① 相反する，または問題となるおのおのの価値を明らかにする．
② 状況のうちで，価値の何が重要かを明らかにする．

③対立の意味を明らかにする．
④何をすべきかを明らかにする．

　一方，臨床場面で多くの倫理的葛藤を経験した看護者たちからは，「他職種を含めたケースカンファレンスを定期的に実施し，問題を共有していくこと」「くり返し，話し合いの場を設けること」「個々の役割機能や看護者の家族員に対するかかわり方を再確認するため，振り返りの場をもつこと」「倫理に関する研修を受講し，クリティカル思考スキルを身につけること」「事態を客観視するトレーニングを積むこと」「上司や同僚によるサポート」「倫理的判断に基づいた基準づくり」などを推進することによって，相反する状況に対応することが重要である．との研究報告が挙げられている[11〜13]．

2 メディカルスタッフ間の関係

　コミュニケーションの目的には，情報の共有や相互理解による行動変容などとともに，良好な協力関係やラポール（rapport；共感を伴う信頼関係）の構築がある．

　医療現場は，1人の患者に対して，専門も立場も異なる多種多様な職種が互いに連携をとりながら働く場所であるが，各職種のかかわり方は個別的であるため，相互のコミュニケーションが一層重要となる．特にチーム医療においては，チームメンバーのコミュニケーションは，一種の異文化間コミュニケーションである．

　従来，医療現場は医師がリーダーとなり，他の専門職は医師からの指示（医学寄りの信念）を受けて活動を行うスタイル（医師主導型）のチームが主流だった（**図2**）．

　しかし，医療職の高度専門化が進んだことで，患者を中心として多職種が連携したスタ

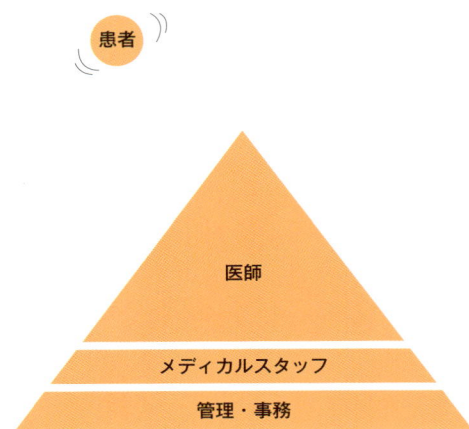

図2　医師を頂点（リーダー）としたチームの構成（ヒエラルキー型モデル）

イル（問題解決型）のチームへと変更されるようになった（**図3**）．一方的コミュニケーション（one way communication）は，メンバーが自由に疑問や問題点を指摘し合えない状況があるのに対して，双方向的なコミュニケーション（two way communication）は対等で，互いに相手の発言を傾聴し，相手の気持ちに共感する姿勢があるといわれている[15]．

　患者との接触の機会が多い看護者は，患者から得る情報の量や質も多いことから，チーム内ではディレクターとしての役割が発揮できる．

　医療者同士のコミュニケーションでは，互いにその専門性を理解し，尊重し合うことによって，職種を超えた連帯感が生まれる．適切なコミュニケーションが成立している場合は，各職種が個別に得た患者の情報を余さず共有できるといった利点がある．しかし，各職種間の信頼関係が成立していない場合は，倫理的問題を生み，さらに深刻な事態につながりうる．

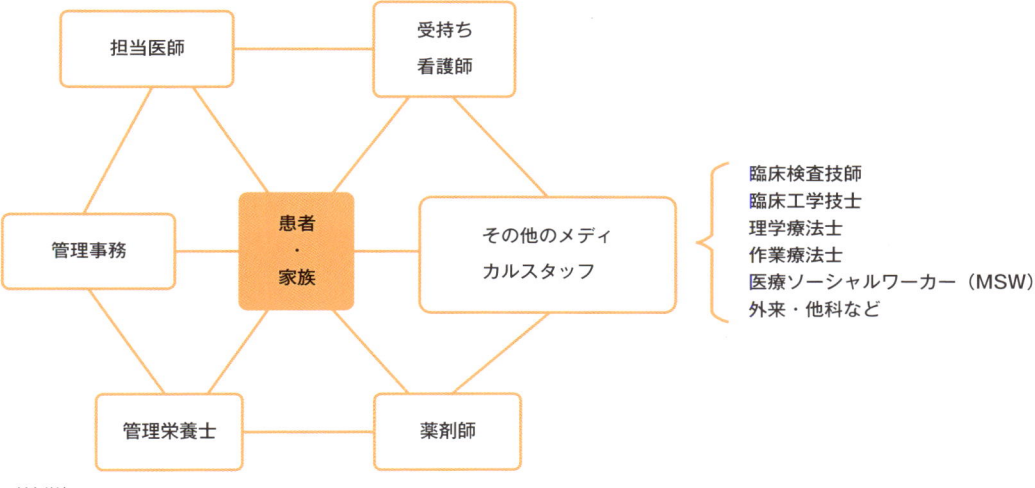

〈特徴〉
- 患者は医療の受給者ではなく一員としてチェック機構を担う.
- 互いにフィードバックを行う.
- 患者を中心に関連のある職種がチームを構成する.
- チーム内に上下関係はなく,リーダーもいない.しかし,調整者(たいていは看護者)がチームをまとめている.

図3　民主的なチーム医療

医療者と患者・家族の関係

1 医療者―患者の関係

チャールズ(Charles)ら[16)]は,患者と医療者の関係を,以下に示す4つのモデルに分類している(図4).

a パターナリズムモデル

医療者がベストと考える情報を患者に提供し,医療者が情報を握っていて,患者は情報を与えられる役割と医療者の決定に同意することだけに限られる.患者の意思や選択権はまったく考慮されない.

このモデルでは,医療を施す側とそれを受ける立場の患者という力の上下関係に加えて,患者は自分の言動が医療者を不快にさせ,何か反論でもしようものならそれっきり診察してもらえないのではないかという不安や心配をもつことになる.

b 意思決定の共有モデル

治療に関する決定の過程と結果が,患者と医療者との間で共有される.

患者が最善と考える治療法を自ら選択できるように,医療者は情報のすべてを提供する.

c 代理人としての専門職モデル

専門知識と技術は専門職が専有するが,患者の希望も意思決定に取り入れられる.

医療者は単にすべての情報を提供するだけでなく,患者の価値観や希望を聞き,それに合った治療法を詳しく説明して,患者が自分で治療法を選択できるように,カウンセラー的な役割を果たす.

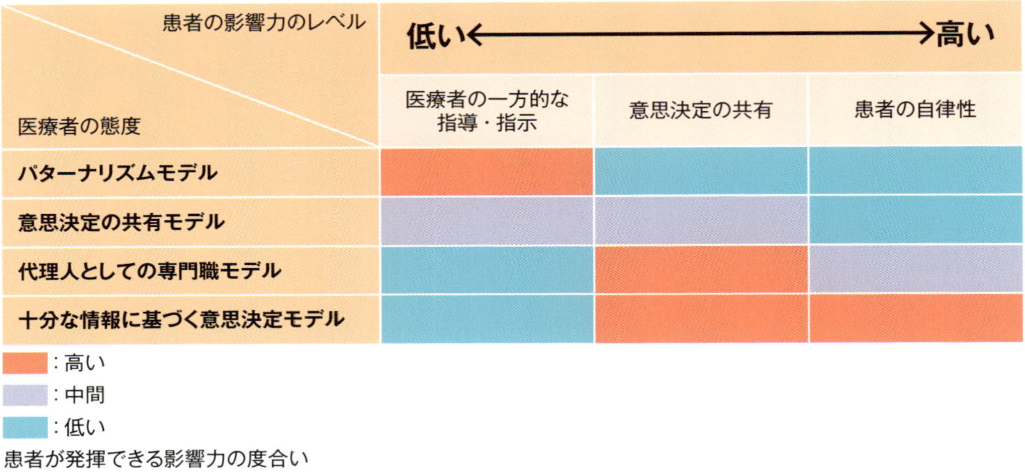

医療者の態度＼患者の影響力のレベル	低い ←		→ 高い
	医療者の一方的な指導・指示	意思決定の共有	患者の自律性
パターナリズムモデル	高い	中間	中間
意思決定の共有モデル	中間	高い	中間
代理人としての専門職モデル	低い	高い	中間
十分な情報に基づく意思決定モデル	低い	低い	高い

■：高い
■：中間
■：低い
患者が発揮できる影響力の度合い

図4　患者と医療者のモデル

d　十分な情報に基づく意思決定モデル

専門知識と技術を患者と共有することで，患者に最終決定を委ねる．すなわち，医療者は患者の感情や価値観を聞いたうえで，治療法について説明し，双方向のコミュニケーションをとりつつ，患者自身で選択ができるように徹底して話し合う．

＊

患者と医療者が話し合いをもった後は，話の内容を要約，明確化し，相互確認を行い，共通の認識をもち，問題点を整理することが大切である．治療を受ける患者と医療者の間は，ただでさえ非専門家と専門家，受ける側と与える側という有形無形の強弱関係が生じている．その結果，医療者から患者への「指示」や「指導」が，一方向的コミュニケーションの形式となりやすいことに注意する必要がある．

治療を受ける者と治療を行う者との双方向的コミュニケーション関係を樹立するためには，相手の立場に立ち，患者の気持ちや不安を共に感じ理解するなど，「患者の目線で患

表3　患者と医療者との良好なコミュニケーション関係

❶患者の情報や状況の把握が正確にできる．
❷患者の希望や価値観が把握できる．
❸医療者側，患者側の理解を相互に確認できる．
❹認識のずれがあった場合も，そのずれに気づき，修正することができる．
❺結果として，本当に必要な情報を的確に提供できる．

者と共にある」ことが大切である．さらに，看護者はこれらの情報提供の過程に参加し，患者をアドボケートすることによって，この関係を支えることができる．患者と医療者とのコミュニケーションが双方向的であれば，**表3**の内容は容易に保証されるであろう．

医療者が患者の表情や態度に気を配り，患者の意思を優先することは重要であるが，これは医療者が患者の考えに全面的に従うという意味ではない．日本人は本音と建て前を使い分け，感情（特に怒りなどのマイナス感情）を現すことは恥ずべきことと考える人が多いことから，医療者からの説明に笑顔で「はい」とうなずいたとしても，本心から納得しているかどうかは読み取れない場合も多い．看護

表4　患者家族の位置づけと医療者とのコミュニケーション

患者家族の位置づけ	医療者とのコミュニケーション
①患者とまったく同じ考えや価値観をもつ.	医療者と患者家族とのコミュニケーションはとりやすい.
②医療者側と家族の意見は一致しているが，患者とは意見が異なる.	医療者と家族のコミュニケーションはとりやすい.一方で，患者自身が孤立する可能性がある.
③医療者とも患者とも異なる考えや価値観をもつ.	治療方針の決定が難しく，患者，家族，医療者の人間関係にも問題が生じやすい.

者は患者の発言内容だけでなく，非言語的表現にも注意して，両者のずれや葛藤が最小となるよう努力する必要がある.

2　医療者—患者—家族の関係

患者の家族は「第二の患者」といわれるように，患者と同様に常に強い心理的ストレスにさらされている．その一方で，家族の意向は治療に対しても強い影響力をもっている．医療者は，日頃から患者の家族との連携を意識した対応を心がけるべきで，これは患者中心の医療を実現するためにも大切なことである.

患者やその家族も協力して，患者の治療やケアに関する問題を解決していこうとするチーム医療においては，患者家族の位置づけは**表4**に示した3種類のパターンが考えられ，医療者と患者家族とのコミュニケーションにも大きく影響する.

看護からみた医療における患者の権利

日本の医療制度では，国民は公平かつ平等に医療を受ける権利を法的に保障されている．ここで述べる患者の権利とは，患者個人が医療を受ける権利，または医学系研究に参加するにあたって有する権利についてである.

世界的には，「患者の権利に関する世界医師会（World Medical Association：WMA）リスボン宣言（2005年）」[17]によって，医療者が守るべき患者の権利が定められた．それによれば，「医師および医療者または医療組織は，患者の権利を認識し，擁護していくうえで共同の責任を担っており，すべての医療者はこの権利を保障ないし回復させる適切な手段を講じなければならない」とされる.

患者の権利は国際的な共通基準として確立されている一方で，患者自身にとっては，最善の医療を自ら選択し，遂行するにあたっての自己責任が課せられる．そのためにも，医療者と患者間の情報が相反しないように，治療に関する齟齬のない情報の共有とコミュニケーションが重要となる.

引用文献
1) 衛生法規研究会編：実務衛生行政六法．平成24年版，新日本法規出版，2011.
2) 国際看護師協会：ICN看護師の倫理綱領．2012年版，日本看護協会，2012.
http://www.nurse.or.jp/nursing/practice/rinri/pdf/icncodejapanese.pdf より2014年8月6日検索
3) 日本看護協会：看護者の倫理綱領．日本看護協会，2003.
http://www.nurse.or.jp/nursing/practice/rinri/pdf/rinri.pdf より2014年8月6日検索
4) トム・L．ビーチャム、ジェームス・F．チルドレス：生命医学倫理．永安幸正・立木教夫監訳，成文堂，1997.
5) 野口裕二：ナラティブの臨床社会学．勁草書房，2005.
6) ミルトン・メイヤロフ：ケアの本質―生きることの意味.

田村真也・向野宣之訳，ゆみる出版，2006．
7）ジーン・ワトソン：ワトソン看護論 — 人間科学とヒューマンケア．稲岡文昭・稲岡光子訳，医学書院，1992．
8）ニール・ベイトマン：アドボカシーの理論と実際 — 社会福祉における代弁と擁護．西尾裕吾監訳，八千代出版，1998．
9）花村春樹訳著：「ノーマリゼーションの父」N・E・バンク-ミケルセン — その生涯と思想．ミネルヴァ書房，1995．
10）水本清久，岡本牧人，石井邦雄，土本寛二編著：実践 チーム医療論 — 実際と教育プログラム．医歯薬出版，2011．
11）松浦利江子：患者に対して陰性感情をもつ体験に付随する倫理的葛藤．日本看護管理学会誌，14（1）：77 ～ 84，2010．
12）上澤弘美，中村美鈴：初療で代理意思決定を担う家族員への関わりに対して看護師が抱える困難と理由．日本クリティカルケア看護学会誌：9（1）：6 ～ 18，2013．
13）石原明美，池田ゆか，澤田由美，寺田整司：精神科病院に勤務する看護師、介護福祉士が介入場面で感じる倫理的葛藤に関する研究 — 職種間・経験の差からの考察．インターナショナル Nursing Care Research 11（1）：81 ～ 87，2012．
14）サラ・T．フライ，メガン・ジェーン・ジョンストン：看護実践の倫理 — 倫理的意思決定のためのガイド．片田範子，山本あい子訳，第 3 版，日本看護協会出版会，2010．
15）サラ・コリンズ，ニッキー・ブリテン，ヨハンナ・ルースヴオリ，アンドルー・トンプソン：患者参加の質的研究 — 会話分析からみた医療現場のコミュニケーション．北村隆憲，深谷安子監訳，医学書院，2011．
16）Charles C, Gafni A, Whelan T.：Shared decision-making in the medical encounter: what does it mean? (or it takes at least two to tango)．Social Science and Medicine 44（5）：681 ～ 692，1997．
17）世界医師会：WMA 医の倫理マニュアル．樋口範雄監訳，日本医師会，2007．
http://www.med.or.jp/wma/mem/wma _mem_all.pdf より 2014 年 8 月 6 日検索

Step 1-2 学習の振り返り
- 基本的人権とはなにか，説明してみよう．
- 世界人権宣言の内容について，説明してみよう．
- ノーマライゼーションとはどのような考え方か，説明してみよう．
- 「倫理的葛藤」とはどのような状態を示しているのか，看護ケアにおいてはどのような状況で起こりうるのかについて，説明してみよう．
- 医療者が守るべき「患者の権利」について，説明してみよう．

3 患者の権利と擁護

Step 1-3 学習目標
- 患者の自己決定権について説明できる．
- インフォームド・コンセントについて説明できる．
- 患者の権利を守るために，医療者に求められていることについて説明できる．

自己決定の尊重

　自己決定とは，患者本人が自らのもつ価値観に基づいて下す決断や判断のことである．インフォームド・コンセントはその基盤となる．

　インフォームド・コンセントとは，医療者から十分な説明を聞き，患者が理解・納得・同意して自分の治療法を選択すること，とされる[1]．すなわち，患者に対して医療情報がわかりやすい言葉で適切に開示され，その開示されたことを患者が理解し，自発的決定（採用または拒否）を行うこと，あるいは同意するか同意を控えることであり，患者と医療者の間の対等関係による自律の原理にその思想的基盤がある．

　患者が医師の提示する治療内容の選択肢から，自らの価値観に基づいて合理的に1つの選択肢を選んだ場合には，患者の意思は尊重されなければならない．その際注意しなければならない点として，患者の年齢や判断能力と，それをどのように評価するかが挙げられる．

　しかし，医療現場における患者の心理的・身体的・社会的状態は，通常の日常生活におけるそれらとは異なるため，自己決定という行為自体も当然大きな影響を受けると考えられる．

　例えば，予想もしていなかった病名の告知や，完治不能と聞かされた直後に，平常心を保ちつつ治療の選択を行うことは，ほとんどの人にとって困難であるに違いない．

　インフォームド・コンセントでは医師のみならず，看護者，その他のメディカルスタッフ，患者の家族などとの協働が求められる．特に看護者はその専門性を生かして，患者の望ましい自己決定を支援していく必要がある．

「自己決定権」と「他者危害排除の原則」

　個人の価値観は多様であって，自分と同じであるとは限らない．自分とは異なっていても，他人の価値観を否定してはならない．
　「他者危害排除の原則」とは酒，タバコ，

危険なスポーツなど，当人にとって害となると思われるものでも，自室で喫煙するなど，他人にその害が及ばない限りは干渉しないというもので，自由主義の基本的考え方とされる．

しかし，その行為が他人の不利益につながる場合と，当人が十分な判断ができないと想定される未成年については，第三者が関与できる．すなわち，公衆の場での喫煙は，副流煙によってこの原則に該当する．また，喫煙者に呼吸器の疾患や心臓の疾患が多発し，そのための医療費が社会全体で負担しなればならないとすれば，国民にとっては「保険料負担の増加」という観点から「他者危害排除の原則」に抵触すると捉えることもできる．

しかし，当人にとってはどう考えても不利益なことでも，他人に害を与えない限り，自己決定権は認められる．

告知，インフォームド・コンセントにおける倫理的問題

インフォームド・コンセントは，1960年代に米国で起きた患者の人権運動に伴い，従来の患者に対する医師のパターナリズムを批判し，患者中心の医療を求める声が高まったことにより，法的に保障された．告知とインフォームド・コンセントは，患者の自己決定権と自律の原則を守るための行為である．

ただし，インフォームド・コンセントは，ただ単に正直に病状を患者に告げればよいというものではない．患者の尊厳を守るためには，真実の告げ方に配慮し，患者・家族が事実を正しく理解するために，熟慮して告げることが求められる．さらに，互いに真実を語り合う場を設けることを保障する必要がある．このとき看護者は，患者家族の権利を守るためのアドボケーターの役割を果たす．

未成年と自己決定権

判断が十分にできないと考えられる未成年が，自己決定権を行使する場合には，「自己意思の表明」が可能かどうかが問われる．しかし一般的には，未成年者の能力が許す限り，意思決定に関与させなければならない．

通常，保護者が未成年者の利益の代弁者となるが，代弁者が子どもの本当の意思を代弁しているかどうかは，注意深く検討する必要がある．保護者が十分に代弁していないと考えられる場合は，保護者の親権は剥奪され，第三者が親権を代行することになる．

良質の医療を受ける権利

医療技術の進歩に伴い，まったく回復の見込みのない患者に対しても，人工心肺装置の助けによって延命が可能になった．その結果，当該患者が意識のないまま寝たきりとなる一方で，回復の見込みのある他の患者が十分な治療を受ける機会が得られないなどの問題が，社会全体の経済的負担とのかかわりも交えて，論争となっている．

QOLという観点は，延命装置の発達という技術の進歩とともに生じた．すなわち，ある治療を受けるためにそれまでの生活をすべて否定し，その結果ベッド上での延命が可能になる場合と，治療は十分ではないが，それまでの生活を可能な限り継続させるような場合とを対比して，患者の希望をできるだけ取り入れたうえで延命治療に取り組もうという考え方である．

その際，どのような治療を行うかは医療者が決めるのではなく，患者が自分で決めることが重視される．

安楽死と尊厳死

医療現場においては，疼痛を伴う不治の病にある患者に無意味な治療を継続しないとする「消極的安楽死」と，薬物を投与する「積極的安楽死」とは分けて考えられている．安楽死は，医療者が他者の生命を，例え消極的であっても死の方向に意識してコントロールすることであり，患者に寄り添い看取る看護者にとっては常に葛藤を生じることになる．

西欧的合理主義によって支えられる安楽死の概念に対して，多くの日本人は，人間の生存の意味に関する判定基準が不明確であるうえ，それを本人ではなく他者が決めることに対して，ためらいと抵抗を感じているとされている[2]．

一方，尊厳死は「患者の権利に関する世界医師会（WMA）リスボン宣言」[3]でもリビング・ウィル（living will）として認められており，患者本人の意思によって過剰な治療による必要以上の延命を拒否し，人格をもった人間としての尊厳を保持しながら自然な死を迎えることを，患者の権利とするものである．したがって，他者によって人為的な死を迎える安楽死とは，一線を画している．終末期医療（ターミナルケア）や緩和ケアは，このリビング・ウィルの精神に基づいて行われている．

看護者は死へのプロセスにある患者の苦痛を軽減し，安楽な状態を維持できるように環境を整えることによって，最後まで患者を看取る責務がある．

患者の意思に反する処置

患者の意思に反する診断上の処置あるいは治療は，特別に法律が認めるか，または医療の倫理の諸原則に合致する場合以外は，行うことができない．

患者が意識不明などの理由で意思を表明できない場合に，法律上の権限を有する代理人がおらず，緊急に医学的侵襲が必要である場合は，患者の同意があるものと推定される．しかし，事前にその患者が意思表示や医学的侵襲に対し拒絶することを表明し，それが明白であれば，手術や処置はできない．

また，自殺は犯罪ではないが，多くの社会が自殺を，宗教の倫理や道徳によって禁止している．また，自殺者の多くは判断力が低下する抑うつ状態にあり，自殺以外の生きる選択肢を考えるに至っていない．したがって，自殺を「患者が正しい判断のできる状態での自己決定権」として認めることはできず，自殺未遂者に対しては積極的に治療を行わなければならない．

一方，他者による自殺幇助，妨害排除，助言，調達は犯罪となる．

守秘義務と個人情報保護

最近では患者に関する情報を管理する主体は，患者にあるとされている．また，診療上知り得た情報は，患者の個人情報であるため，むやみに口外することは禁じられている．

守秘義務は，医療者と患者のよりよい関係を構築し，適切な診療を実践するうえで，基礎的な要素である．患者と医療者との信頼が

なければ，患者は既往歴・家族歴・成育歴・生活習慣などの情報を正直に提供してくれなくなる．情報がなければ，結果的に患者にとって最善の治療やケアを検討し，計画することは難しくなる．

医療チーム内であっても，明らかに診療に関係のない患者の個人情報を，他者に話してはならない．さらに，医師および看護者は患者のあらゆる個人情報を，患者の死後も不用意に漏らしてはならないことが法的に義務づけられている（**表1，2**）．

1 守秘義務の解除

個人情報は，本人の同意なく第三者に提供することは禁じられているが，下記の場合については義務違反とはならない[4]．

① 法令に基づく場合（例：国勢調査などの国の統計調査，感染症，届け出疾患についての報告，犯罪捜査照会への対応や協力など）
② 人の生命，身体，財産の保護のために必要であるが，本人の同意を得ることが困難な場合（例：事故の際の安否情報，認知機能障害者の後見制度の活用時など）
③ 公衆衛生の向上または児童の健全な育成の推進のために必要であるが，本人の同意を得ることが困難な場合（例：児童虐待情報など）
④ 第三者が重大な危害のリスクにさらされている場合において，患者の情報を提供する義務（第三者の保護を目的とした患者情報の開示：労働環境に関連ある症状，発作など）
⑤ 患者が重大な危害にさらされる可能性が高い場合において，患者の最善の利益を考え，患者の保護を目的に第三者へ通報する義務（例：認知症患者の行方不明，災害時の患者移送，要保護児童等の適切な保護を目的とした情報の専門家集団内の共有など）

また，医療法では医師の責務として，医療施設相互の機能の分担や業務の連携のうえで必要である場合，患者が他の医療施設に転院する場合などに，診療や調剤に必要な患者の個人情報を提供しなければならないとされている．

2 看護者の守秘義務

看護職には個人のプライバシー保護の観点のみならず，必要な情報の提供を受けることで，有効・適切な医療を実現するという観点からも，各種法律によって業務上の守秘義務が課せられている．

守秘義務に違反した場合は，民事上の責任を問われるだけでなく，刑事上の責任追及や行政処分を受ける可能性もある．

看護職の守秘義務については，家庭内などでの私的な会話のなかにあっても，秘密を漏らすべきではない．また，守秘義務は在職中のみならず，退職後も負うことになる．

患者を倫理的に守るための注意点

患者を倫理的に守るうえで，以下のことに注意することが大切である．
① 患者や家族と双方向的に接する．
② 患者や家族の要望を尊重する．
③ 患者と家族に情報を提供する．
④ 患者や家族の質問に答え，質問を促す．
⑤ 同僚からの助言を喜んで受け入れる．
⑥ システムの問題点として問題解決を考える．

表1　守秘義務に関する法律

法律	条項	条文
医療法 （昭和23年7月30日法律第205号） （最終改正：平成26年6月27日法律第91号）	第72条	第5条第2項若しくは第25条第2項若しくは第4項の規定による診療録若しくは助産録の提出又は同条第1項若しくは第3項の規定による診療録若しくは助産録の検査に関する事務に従事した公務員又は公務員であった者が，その職務の執行に関して知り得た医師，歯科医師若しくは助産師の業務上の秘密又は個人の秘密を正当な理由がなく漏らしたときは，1年以下の懲役又は50万円以下の罰金に処する．
刑法 （明治40年4月24日法律第45号） （最終改正：平成25年11月27日法律第86号）	第134条	（秘密漏示） 医師，薬剤師，医薬品販売業者，助産師，弁護士，弁護人，公証人又はこれらの職にあった者が，正当な理由がないのに，その業務上取り扱ったことについて知り得た人の秘密を漏らしたときは，6月以下の懲役又は10万円以下の罰金に処する．
保健師助産師看護師法 （昭和23年7月30日法律第203号） （最終改正：平成26年6月25日法律第83号）	第42条の2	保健師，看護師又は准看護師は，正当な理由がなく，その業務上知り得た人の秘密を漏らしてはならない．保健師，看護師又は准看護師でなくなった後においても，同様とする．
	第44条の3	第42条の2の規定に違反して，業務上知り得た人の秘密を漏らした者は，6月以下の懲役又は10万円以下の罰金に処する．
母体保護法 （昭和23年7月13日法律第156号） （最終改正：平成25年12月13日法律第103号）	第27条	（秘密の保持） 不妊手術又は人工妊娠中絶の施行の事務に従事した者は，職務上知り得た人の秘密を，漏らしてはならない．その職を退いた後においても同様とする．
	第33条	（第27条違反） 第27条の規定に違反して，故なく，人の秘密を漏らした者は，これを6月以下の懲役又は30万円以下の罰金に処する．
結核予防法 （昭和26年3月31日法律第96号） （最終改正：平成18年6月21日法律第83号）	第62条	この法律の規定による健康診断，予防接種若しくは精密検査の実施の事務に従事した者又は結核診査協議会の委員若しくはその職にあった者が，その実施又は職務執行に関して知得した医師の業務上の秘密又は個人の心身の障害その他の秘密を正当の理由なしに漏らしたときは，1年以下の懲役又は30万円以下の罰金に処する．
精神保健及び精神障害者福祉に関する法律 （昭和25年5月1日法律第123号） （最終改正：平成26年6月25日法律第83号）	第51条の6	（秘密保持義務） 精神障害者社会復帰促進センターの役員若しくは職員又はこれらの職にあった者は，第51条の3第2号又は第3号に掲げる業務に関して知り得た秘密を漏らしてはならない．
	第53条	精神科病院の管理者，指定医，地方精神保健福祉審議会の委員，精神医療審査会の委員，第21条第4項，第33条第4項若しくは第33条の7第2項の規定により診察を行った特定医師若しくは第47条第1項の規定により都道府県知事等が指定した医師又はこれらの職にあった者が，この法律の規定に基づく職務の執行に関して知り得た人の秘密を正当な理由がなく漏らしたときは，1年以下の懲役又は100万円以下の罰金に処する．

表2　診療録・看護記録・訪問看護等の提供に関する諸記録・助産録の保存期間

記録名	法的根拠等	保存期間
診療録	保険医療機関及び保険医療養担当規則　第9条	5年間
看護記録	保険医療機関及び保険医療養担当規則　第9条	3年間
	疑義解釈通知（平成11年6月11日・厚生省医療課長通知）	
	医療法施行規則　第21条の5	2年間　地域医療支援病院および特定機能病院が該当する．
訪問看護等の提供に関する諸記録	指定訪問看護及び指定老人訪問看護の事業の人員及び運営に関する基準　第30条	2年間
助産録	保健師助産師看護師法　第42条第2項	5年間

⑦自分自身と同僚に気を配る．
⑧その患者にとってよいことは何かを常に考える．

　患者の生命と人権を守るためには，医療者間で情報が十分に共有され，問題に対して医療者がためらいなく相互に指摘できる環境が必要である．そのためには，専門的な医療技術（テクニカルスキル）だけでなく，医療チームの力を最大限に発揮するための「状況認識」「意思決定」「コミュニケーションとチームワーク」などのノンテクニカルスキルの重要性が指摘されている．

　患者を守る立場にある看護者として，患者ケアの基本的な原理や看護倫理が臨床の場で重要となる理由について理解していることは，大切である．倫理原則が看護者に要求していることは，医療現場において医療メンバーが互いに尊敬・尊重し合い，看護学や関連科学の知識を絶えず高めていくこと，および高度な医療を可能とするための専門知識・技術を維持する努力を惜しみなく続けることである．

　医療チーム内だけでなく，社会的にもコンセンサスの得られていない倫理上の難しい問題に対しては，チーム外の第三者を交えた総合的な倫理的判断や倫理コンサルテーションが求められる場合もあるだろう．

　すなわち，臨床における個々の症例については，「このように考え，対処してはどうか」と研究者，倫理委員，社会の構成員などが熟慮して，さまざまな立場・見地から話し合う場を設けることである．そこでの手引きとなるものが，倫理原則である．

　そのためには，人間が倫理原則に縛られ，振り回されるのではなく，時代の理念を共有しながら，相手の尊厳や人権を考え，専門職としての誠実さを発揮していかなければならない．

引用文献
1）トニー・ホープ：医療倫理．児玉聡・赤林朗訳，岩波書店，2007．
2）石井トク編著：看護倫理学入門─文学作品を通して感性と問

題解決能力を高める．医歯薬出版，2012．
3）世界医師会：WMA 医の倫理マニュアル．樋口範雄監訳，日本医師会，2007．
http://www.med.or.jp/wma/mem/wma_mem_all.pdf より 2014 年 8 月 7 日検索

4）厚生労働省：医療・介護関係事業者における個人情報の適切な取扱いのためのガイドライン．厚生労働分野における個人情報の適切な取扱いのためのガイドライン等，2010．
http://www.mhlw.gc.jp/topics/bukyoku/seisaku/kojin/dl/170805-11a.pdf より 2014 年 8 月 7 日検索

Step 1-3 学習の振り返り

- 自己決定権とはどのようなことか，説明してみよう．
- インフォームド・コンセントとは何か，そのなかで看護者に求められる役割は何かについて説明してみよう．
- 医療者に課せられている守秘義務について説明してみよう．

column 人間としての倫理，道徳

　人間生命の尊重，人間としてのありようを，学校教育では「道徳」と呼び，専門職業団体では「倫理」という言葉を用いている．

　道徳は，それぞれの人の個人的な正しい行為そのものに重きが置かれている．それに対し，倫理の「倫」は人の間の秩序や筋をとおすことを意味し，「同僚」という意味もある．また「理」は，筋道をたてることを示している．したがって，倫理には「行為に関する職業団体のルール，規範」の意味合いが強い．

　ちなみに，フランスの子ども向け（8～12歳）の辞書では，道徳のことを「良いことと悪いことの価値に基礎を置かれる，社会の行動のルール」と説明している．

　わが国では，江戸時代の会津藩（現在の福島県会津若松市）において，子弟教育に使用された規範の最後の一節に「ならぬことはならぬのである」とある．つまり「"人間"として行ってはならないことは，理屈なしでだめ」なのである．

　このような理屈なしの，人間としての禁止事項は，①嘘をつかない，②人の物を盗まない，③人を殺さないである．この3原則は，昔から親の子育ての基本として継承されていた個人倫理ともいえる．

　私たちは人間としての「倫理」を身につけ，そのうえで社会の一員としての「社会倫理」を習得することが重要である．

学内実習に必要な
看護倫理

Step 2

1 学内演習―臨地実習の準備
2 看護者の倫理綱領
3 領域別にみた看護倫理

Step 2-1 学内演習──臨地実習の準備

Step 2-1 学習目標
- 「看護者の倫理綱領」の内容が理解できる.
- 領域別事例の学びを通して患者のライフステージ・疾病の状況・家族関係・地域特性,価値観の多様性から,意思決定は個別的であり画一的ではないことが理解できる.
- 知識・技術・倫理的態度を統合した学内演習から看護を体験し,臨床実習の目的が理解でき,臨地実習に対する関心と意欲をもつことができる.

看護教育カリキュラムにおける「看護倫理」

　時代・社会の進展とともに,人々の保健・医療に対するニーズも変化している.看護教育カリキュラムも,1948(昭和23)年の保健婦助産婦看護婦法制定以来,数回見直されてきた.激動の時代にある今,人々が看護者に求めるニーズは,看護専門職としての職業的能力と,倫理的態度である.

　看護学の現行のカリキュラムには,「看護倫理」としての科目は設定されていないが,すでに大学研究科,認定看護師課程では設定されている.各看護教育機関はそれぞれの理念のもとで,教育のプロセスであるカリキュラムを立案し,学生には,「学生が何を,いつ,どのように,どこまで学習し,どう評価されるか」が明示されている.

　看護教育・医学教育では,学生を主体とした,ブルーム(Bloom)の教育目標の分類が広く用いられている.ブルームは学習領域を①認知領域(知識),②情意領域(倫理,態度,価値観),③精神運動領域(技術・コミュニケーション・観察など)の3つに分類している.認知領域(知識)をさらに,第1レベル「想起」,第2レベル「解釈」,第3レベル「問題解決」としている.

　ちなみに,過去の看護師の国家試験出題を分析すると,以前は第1レベルの想起問題(固定された暗記)で占められていたが,昨今では解釈力,問題解決の能力を求める出題傾向がある.これは,保健師および助産師の国家試験でも同様である.

　看護学の教育目標は,①倫理・態度,②看護専門知識,③解釈,④問題解決,⑤看護技術,を身につけることである.これを達成する教育方法を「場」で分類すると,①講義形式(知識),②学内演習(技術),③臨地実習(統合)となる.それぞれの教育機関の環境,資源・時間などを効果的に活用し,学生の特性に応じた教育方法が工夫されている.

1 臨地実習の意味

臨地実習では，患者の情報を査定（アセスメント）し，当該患者に必要な看護を実践し，その評価をする．評価とは看護過程を振り返り，内省することである．次いで，修正・追加された新たな目標を立て，実践する．看護過程の展開は問題解決の思考プロセスであり，ペーパーシミュレーションから，より実践的な模擬患者のシミュレーションが行われてきた．

看護学のカリキュラムに，臨地実習を必修科目に定めているのは，看護実践の「経験」が，看護教育の根幹をなすからである．

学内演習から得られた学習（体験）は，臨地実習の「経験」のありようを定めるので，1975（昭和50）年頃から教員の技術演習に合わせ，疾患を想定した模擬患者（学生）シミュレーションが行われていたが，学内演習の質によって，臨地実習に対する学生の意欲が左右されることから，再び関心が高まっている．

限られた資源（時間・教員・教材）から，学生は必要な知識・技術を，いつ，何について，どのような方法で，どの教材（媒体）によって学習するかをシステム化されることが重要である．

2 臨地実習の注意点

すでに述べたように，臨地実習は実際に入院あるいは社会生活をしている人を対象に「看護を実践する」ことから，当該患者の安全と苦痛などのリスクを避けるうえでの知識・技術の事前トレーニングが，すべての学生にとって必修となる．

演習方法は，「基礎・専門領域に特有な基本技術（到達目標）の習得」および「臨床の状況を想定した統合演習（模擬患者に対する看護の実践と評価）」である．

なお，技術演習の基本原則は次の通りである．

①患者の安全を確保するために，正確な技術の手順と方法，実施時における倫理的態度を示すことができる．
②技術の学習は模倣に始まるので，教員のデモンストレーション（模範）に則して，ポイントとその根拠が理解できる．
③心身の侵襲度が高い技術に関しては，人体モデルを用いることを基本にする．
④観察技術・コミュニケーション技術は，学生と模擬患者によるロールプレイなどによって学習する．

実習に臨むにあたっての倫理

本ステップでは，実習に臨むにあたって，看護学生として必ず理解しておきたい「看護者の倫理綱領」と，領域別に特徴となる倫理的な視点について，事例を用いて解説している．

日常のどのような場面に問題が起こるのか，具体的な例を通して倫理的な感性を養ってほしい．

Step 2　看護者の倫理綱領

1条　人間の生命，人間としての尊厳，権利を尊重する．

要点
1. 患者の生命に対する人間としての尊重
2. 患者の人格を有する人間としての尊厳
3. 患者の「実存的存在」であることの権利の尊重

解説

「生命」には患者の生命と，倫理からみた生命がある．同じ語でも，概念上は異なる．倫理的な観点では，ヒトとしての個体が発育を開始する時期である受精から2週目以降を生命としている．看護倫理の価値は「患者の生命」への対応であり，生命と尊厳の尊重は看護の大前提である．

看護者の倫理綱領の第1条は，「患者の生命と人格を有する者としての尊厳」および「人間の生命の価値である権利」を尊重する，看護実践上の根幹をなす倫理的態度を述べている．

看護の対象は人間である．ICN（International Council of Nurses：国際看護師協会）看護師の倫理綱領でも，「看護師の専門職としての第一義的な責任は，看護を必要とする人々に対して存在する」と述べられているように，看護の対象が人間であることは自明である．さらに人間とは何たるかを知り，看護ケアと看護者の責務を認識する必要がある．

医学は，病因をある特定の物質（微生物・細菌），あるいは身体の特定部位（細胞・臓器・組織）の異常とみなし，「特定病因論」の原理から，病状の特定の原因を探し出すために診断の予測と検査を行い，特定された原因を手術・薬剤・放射線等の方法で除去する．これが治療である．

医学が，対象化された人間像の把握であるのに対して，看護は患者の症状から生じる苦悩，苦痛を患者一人ひとりの「実存的存在」の視点から捉える．それが看護ケアであり，看護者独自の役割である．

各人が他の人には置き換えることができない唯一の人であることを知り，その全体像，個別性を捉えることができて初めて，「患者

を知る」のだといえよう．

また，人間は次の6つの面を有する．すなわち，①物体であり，②生命である物体，すなわち生物であり，③意識をもった生物であり，④自己の意志をもって自主・自律する人格をもち，⑤他者と共存生活を営む社会的存在であり，⑥死から逃げられず一人で旅立つ孤独な存在として自己の生を悩み，死の恐れを自覚する存在，である[1]．

したがって，医療者が，患者を物体のように扱ったり，意識を有する自律的存在であることを忘れ，無視したり差別したりすることは，患者の自尊心を傷つけ，身体の病状を悪化させることになりかねない．

事例で理解を深める

事例　自尊心の尊重
異臭のする20代女性患者への対応

A氏は20代女性，糖尿病のコントロール目的で4人部屋に入院．A氏の部屋に行くと，異臭を感じた．同室者は，普段は着用していないマスクを付けていた．同室者からの苦情はないが，つらそうであると他のスタッフからも報告があった．

A氏は若い女性であり，異臭に気づいていない本人の自尊心と，同室者の環境を配慮し，個室への移動も考えたが，空いている部屋はなかった．そこで，看護師は次のように嘘をついた．

入浴時間ではなかったが，「糖尿病の患者さんは清潔を保ってもらうためにできるだけ毎日入浴してもらっています．初日は使い方や安全性を確かめるために昼間に入ってもらっているので，今から入浴してもらえますか」と伝え，入浴してもらうことにした．患者は素直に「わかりました」と入浴を済ませた．入浴後はやや臭いがうすらぎ，同室者もマスクはしなくなった．

倫理的視点
- ▶A氏の自尊心を傷つけず，また同室者に配慮した対応であったが，患者に「嘘」をついたことを後悔している．
- ▶看護実践にとって重要な倫理原則は，善行と無害，正義，自律，誠実，忠誠である[2]．看護師は，「誠実の原則」を順守し，A氏に真実を告げるべきだったのか．

解説　看護師の決定と対応は適切である．看護師はその「状況」を，次のように推量している．①A氏の自尊心を尊重したいが，資源（個室）はない，②同室患者はマスクをしているがA氏と良好な関係を築いてほしい．これらからA氏にとって最善の方法を推量し，決定している．このように事象の状況に応じ

て倫理判断を行うことを，状況倫理という．

　状況倫理とは，原理や規約を機械的に適用することではなく，今ここで現に起こりつつあることとの関連で，何がふさわしい生き方かを考えようとすることである．自分の良心もしくは感性に従って，責任をもって判断し決断する．これを「白い嘘」という．

　白い嘘とは，具体的な状況のなかで，生きた言葉ないし行為として，相手に対する思いやりと温かさが含まれる．つまり，相手のことをよく考え，相手をよくわかろうとしなければならない．

　しかし，「嘘も方便」とばかり，すべての嘘を正当化することはできない．これは「赤い嘘」という．形式的にみて嘘ではないかということではなく，現実的にそれがどういう意味をもつかということが問題なのである．

　つまり，「何(what)」が真実かというのではなく，真実を「いかに(how)」語るかということが問題になってくるのである．

　そういう意味で，心にやましさを感じないで白い嘘をつける人は，形式的な真実にこだわっている人よりも，倫理的に自由なすぐれた人物かもしれない[3]．

　仮に同室者から「Aさん臭いわ」と真実を指摘されたら，A氏の自尊心は傷つき，「害」を与えることになる．

---

column　**ICN看護師の倫理綱領**

　ICNとは，国際看護師協会（International Council of Nurses : ICN）の略であり，看護水準の向上，看護師の社会的地位の向上および看護師の国際的連帯を目的とした国際組織のことを指す．1899（明治32）年に創設され，翌1900（明治33）年に正式に発足した．

　わが国は1933（昭和8）年に加盟したが，第二次世界大戦時に除名され，1949（昭和24）年に再加盟している．

　ICN看護師の倫理綱領では，看護師の基本的責任を示した前文と，4つの基本領域（①看護師と人々，②看護師と実践，③看護師と看護専門職，④看護師と協働者）を設け，それぞれにおける倫理的行為の基準を示している．

2条

看護者は，国籍，人種・民族，宗教，信条，年齢，性別及び性的指向，社会的地位，経済的状態，ライフスタイル，健康問題の性質にかかわらず，対象となる人々に平等に看護を提供する．

要点

1. 看護者は患者の状態，状況にかかわらず平等に接し差別しない．
2. 患者に対する不平等は，当事者の人権侵害であり，安寧を妨げ，その苦痛は疾病の回復を阻害する．
3. 看護者は，限られた資源の分配が平等でない場合は，その理由を説明しなければならない．

解　説

　平等の理念は，人間の基本的人権を保障することの総称でもある．日本国憲法の第14条は「すべて国民は，法の下に平等であって，人種，信条，性別，社会的身分又は門地（いえがら）により，政治的，経済的又は社会的関係において，差別されない」と謳っている．

　1988（昭和63）年，日本看護協会は初めて「看護師の倫理規定」を示した．その際，「平等」の理念を「こだわることなく（些細な点にまで気を配ることなく）」というニュアンスで示していたが，これにはその時代の価値観と日本文化が反映されている．しかし，その後の社会および科学技術の急速な進展に伴い，平等の概念は広く浸透した．

　現在，限られた資源（物的，人的）の分配の不公平は，社会的な課題である．なお，「平等」は，倫理原則の「正義」に該当する．

　国際連合はナチス・ドイツの非人間的政策を批判し，1948（昭和23）年「人権に関する世界宣言」を制定している．その第1条では「すべての人間は，生まれながらにして自由であり，かつ，尊厳と権利とについて平等である．人間は理性と良心が授けられており，互いに同胞の精神をもって行動しなければならない」と謳っている．人間は万人に対して平等でなければならない．

　平等の対義語である差別の視点から，医療・看護の世界をみてみる．差別は，昔から日常的に広く存在している．日本の医療の歴史を振り返ると，臨床では，経済的に富み，社会的地位が高い，つまり特権階級の人々が優遇されていた．その差別は当然のように行われていた．

　また，人間の陥りやすい特性としては，醜い人より美しい人，老人より若い人を優遇しやすいことがある．男性の医療者は女性患者に優しいが，同性患者には冷たい．同様に女性の医療者は男性患者に甘いが，同性患者には厳しくなりやすい．自らの弱さを知ることが，平等に対する感性を高めることにつながる．

事例で理解を深める

事例 — 限られた資源と平等
個室希望の妊婦への対応

不妊治療にて妊娠した初産の妊婦A氏．双胎妊娠であったが，妊娠初期に一胎が亡くなり，妊娠10週後半より出血がみられ安静目的にて入院．切迫流産管理のため点滴治療も行っていた．繊毛膜下血腫が大きく妊娠継続も難しくなる可能性があるとの説明を受けており，不安も強く，本人の希望により個室に入院していた．ほとんど臥床して入院生活を送っていたが，26週頃には切迫症状は落ち着いてきていた．

ある夜，陣痛発来した産婦が入院となった．産婦は個室を希望していたが空のベッドは大部屋の1つのみで，その他のベッドは満床だった．そのため，入院患者のなかで一番病態が落ち着いているA氏に状況を説明し，個室から空いている大部屋のベッドに移ってもらいたい旨を伝えた．

しかし，A氏は強く拒否し表情も悪くなったため，部屋移動はあきらめ，分娩後の褥婦に緊急処置室に入ってもらうことにした．

倫理的視点
- ▶ ベッドのコントロールで倫理的問題に遭遇することは多い．入院している妊婦・産婦・褥婦の誰に対しても倫理原則の正義である「平等」が求められる．
- ▶ 限られた資源（人的・物的）のなかでの「平等」は，誰が利益を受け，誰が負担を負うかということとかかわる．

解説

医療施設における平等の例の1つは，外来の診察での患者の受付順である．これは一般的な社会的ルールである．また，外来診察における患者の急変・緊急患者の優先は，患者の目につくところに表示している．これが限られた資源での平等の利益を受ける決定と，その正当性の説明である．

本事例は，陣痛発来産婦の入院にまつわるものである．分娩の進行に伴い，その時期にある女性を，妊婦・産婦・褥婦と称している．それぞれの状態が異なるので，混合（流早産等で児が死亡した褥婦と健康褥婦の同室等）は避けることが原則である．

本件は，陣痛発来産婦の利益が優先され，切迫流産の妊婦A氏と，分娩後の褥婦（緊急処置室）の2名に負担を強いることになった．陣痛発来入院産婦を診察し，分娩予測の判断次第では，妊婦の大部屋の空きベッドに，または，分娩間近であれば「緊急処置室入室」という選択が考えられる．

入院産婦が個室希望であっても，A氏（超リスク妊婦）に対する移動依頼と，分娩後の褥婦を「緊急処置室」移動などの負担を負わせる事由の正当性を説明できなければ，平等とはいえない．

3条 看護者は，対象となる人々との間に信頼関係を築き，その信頼関係に基づいて看護を提供する．

要点
1. 看護の援助過程に患者の意向を反映できるように当該患者のニーズを把握する．
2. 看護行為を説明し，患者の理解と同意を得て，実施する．
3. 守秘義務の厳守，患者との約束は守る．

解説

本条は，2003（平成15）年の倫理綱領で新たに設けられた．その背景には1960年代の米国の人権運動，消費者運動を契機に生じた，従来の価値観の変革である．

医療では医師主体のパターナリズムから患者主体になり，インフォームド・コンセントが重視され，患者の意思が尊重されるようになった．日本の看護界では「患者中心の看護」として広く浸透した経緯がある．

1 患者主体の看護

看護ケアの提供は，患者個々の看護計画によって実施されるが，次のことなどから患者に不信感を与え，または培っていた信頼関係を失うことがある．看護者にとっては些細なことと思いがちな事象も，患者にとっては些細ではなく重大な出来事になりうることを知る必要がある．

a 医師の都合：医師の行為を優先する

患者は食事中であったが，医師の都合によって静脈点滴が施行され，食事が中断された．患者が「食事中」という状況を配慮できない医師とそれに追従する看護師は，看護師によるパターナリズムである．

b 看護師の交代：説明の不足

患者はA看護師から，翌日，初回歩行練習をする旨を知らされていたが，当日はB看護師が来室し歩行練習をした．

練習中の患者は落ち着かず不安であった．なぜA看護師ではなくB看護師なのかと不信感をもった．

看護業務には支障がなくても，患者はA看護師と思っていたところにB看護師が来て「不安」になっている．説明が必要なことを自覚していないのならば，潜在的なパターナリズムといえる．

c 看護行為とインフォームド・コンセント

インフォームド・コンセントとは，「説明と同意」である．つまり患者の自律的選択の権利と，その権利を可能にする医療者の義務である．なお，インフォームド・コンセントはリスクを有する臨床での治療・実験・研究

などにとどまらない．日常的な医療行為，看護行為のインフォームド・コンセントは，患者の不安の軽減となり，信頼関係を培うことができる．

とくに看護師は，患者の擁護者として，患者にとって最善の利益と思われることを行うことが求められている．社会は多様化が進んでおり，形式的ではなく実態に沿ったインフォームド・コンセントが求められる．

2 守秘義務の厳守と，患者との約束を守る

秘密の厳守については，後述する倫理綱領第5条でも述べるが，患者の個人情報の漏洩は患者に不利益を与え，法に抵触する．

ここでは，約束を①医療施設の決まり事，②患者との約束，③看護者・学生が得た情報の共有，について述べる．

a 決まり事

個々の医療施設が有する取り決め，つまり院内の定めである．

例えば従来であれば，「面会時間」外の時間帯に来室する家族は，状況がどうであれ，面会を断った．しかし昨今では，患者・家族のニーズを尊重し，病棟内に家族との面談ができるように環境が整えられ，家族との面会が自由になっている．

だが，「状況」によっては，看護師が個別に判断・決定しなければならない場合がある．その判断の根拠は，「当該患者にとって好ましいか否か」である．

b 患者との約束

約束の反故は信頼の対極に位置し，看護師への不信を招く致命的な行為である．

「今，忙しいので，後で」と言って，その「後で」を忘れてしまったり，さらに「約束をしないうわべだけの返事」をしたりすることは，致命的な結果を招きうる．

c 患者と看護者・学生らでの秘密の約束

患者は不安，心配，苦痛，家族，職場などに関する思いを，特定の看護者あるいは学生に話すことがある．会話のなかには当該患者の健康回復の障害となっている情報が含まれることがあるが，その判別は非常に難しい．

例えば受け持ち患者から，「この話は，私とあなたとの秘密よ．誰にも言わないでね」と約束させられることがある．いわゆる「秘密の約束」である．

学生の反応には，次の3つのタイプがある．すなわち，①このような約束はできませんと断るタイプ（拒否型），②堅く守るタイプ（守秘義務型），③思い悩むタイプ（思考型）である．このような状況に遭遇したときには，上司や教員などに相談し，適切なアドバイスを求めるべきである．

また，上司や教員は内容を検討しないまま，原則的な「守秘義務」の堅守にこだわったり，逆に「情報の共有」を強いたりすることは避けたい．③思い悩むタイプの思考型こそが，倫理の核心に迫ることができる原点である．

事例で理解を深める

事例 病因の不確定と信頼の歪み
検査を受けても病因が特定できなかった60代女性への対応

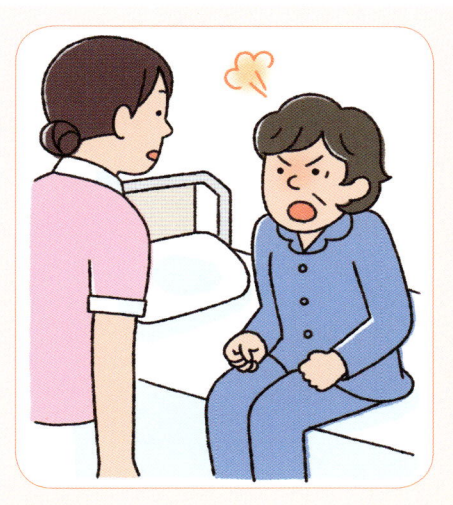

　A氏，60代，女性．10年前原因不明の腹膜炎で入院した既往がある．腹痛時は座薬で対処していたが，今回は座薬でも腹痛の改善がなく，動くこともできなくなり，救急外来を受診し，急性腹症で即日入院となった．

　入院時に個室しか空きがなく，看護師は医師から個室でよいと伝えられていたが，患者は聞かされていなかった．数日後，A氏から個室は希望でないと聞き，部屋を移動した．

　さまざまな検査の結果，原因は特定されないが，症状は改善したため，15日間の入院で退院となった．

　退院前日，夜勤看護師はA氏から退院時間を聞かれ，「普通午前中に退院していただいております」と伝えると，A氏は「明日退院なのに，看護師や医師から何時に退院するのかを聞いていない．自分は，お風呂に入って，13時ころ娘に迎えに来てもらうつもりだった．あなたたちの普通って何ですか．次の人が入るからって，私はもう患者じゃないんですか」と感情をあらわにした．

倫理的視点
▶長年の病名不明，現存する激痛，腹痛時の苦痛・不安，連日の諸検査に対するA氏の「思い」が，看護の援助過程に活かされていない．
▶A氏の情報を看護師らは共有していない．

解説
　腹痛の症状がありながら，病因が確定できないあいまいな状況におかれたA氏の心情は，日々の検査の苦痛，心配，不安，絶望のくり返しであったと考えられる．

　類似の例として，「がん」の精密検査を受け，「結果を待つ日々」の不安は

耐え難いものである．昨今の遺伝子検査「遺伝性乳がん・卵巣がん症候群（HBOC）」で，予防的手術を選択することがある．これは「わからない」という不安の解消でもある．

　診断の不確定な状況にあるA氏の不安に対して適切な看護を行うことによって，A氏は癒され，信頼関係を築くことができる．

　また，病因の解決によらない退院はむしろ，不安・恐れの増強となる．A氏に，退院後の指導（疼痛，対処等）を行うことによって，不安は軽減され，寂しい思いから生じた怒りを避けることができたと考える．

---

column 「高齢者の終末期の医療およびケア」に関する日本老年医学会の「立場表明」2012

　高齢化社会において，「その人らしい尊厳のある終末期」を迎えることが注目されてきている反面，「医療費抑制のための早期退院への圧力」も強まっている．

　日本老年医学会は，さまざまな困難に直面している現場の医療者に対する指針とすることに加え，終末期の高齢者ならびに家族が最善の医療とケアを提供されることを目的として，「高齢者の終末期の医療およびケア」に関して，以下の11点の「立場表明」を行っている．

❶年齢による差別（エイジズム）に反対する
❷個と文化を尊重する医療およびケア
❸本人の満足を物差しに
❹家族もケアの対象に
❺チームによる医療とケアが必須
❻死の教育を必修に
❼医療機関や施設での継続的な議論が必要
❽不断の進歩を反映させる
❾緩和医療およびケアの普及
❿医療・福祉制度のさらなる拡充を
⓫日本老年医学会の役割

参考文献　日本老年医学会：日本老年医学会の立場表明2012.

4条 看護者は，人々の知る権利及び自己決定の権利を尊重し，その権利を擁護する．

要点
1. 患者は自己の健康状態と，治療方法を知る権利がある．
2. 患者の権利を擁護するため状況に応じて適切な配慮をし，患者を支援する．
3. 説明（インフォームド・コンセント）は，患者・家族が十分に理解できるよう，環境や時間などに配慮する．

解説

1 インフォームド・コンセントとコミュニケーション

　インフォームド・コンセントが有効に機能するには，患者と医療従事者とのコミュニケーションが前提である．しかし，実際には医師に遠慮して，あまり話せない患者が多い．医師にまともに話すことができない患者のなかには，医師に見捨てられないように，「よい患者」を演じることがある．その心理がパターナリズムを形成しやすいともいえる．

　患者―医師関係の基本的モデルは，①積極―受動，②指導―強調，③相互参加の3つに代表されるが，急性，回復，慢性，致死性，末期などの患者の健康状態によって，その関係性は異なってくる．

　したがって，インフォームド・コンセントをめぐって議論される患者の意思決定能力については，年齢だけでなく，そのときの患者の健康状態を考慮することが重要である．疼痛のあるときは死にたいという患者も，疼痛から解放されれば生きたいと願うような心理的変化には，しばしば臨床で遭遇する．

2 患者と看護者のコミュニケーション

　看護者は，医師の説明に立ち会うことによって患者の理解度を把握し，補足説明をする．あるいは患者のほうから看護者に説明を求めることがある．それは，患者にとって看護者が話しやすい存在であることを示している．それは単に身近で親しみやすい存在ということだけではなく，患者へのケアを通して看護者が意図的にはたらきかけているからである．つまり看護者は，人を常に成長する存在としてみる観点から，患者自身が自らの主体性を自覚し，気づくことができるような援助的コミュニケーションを行っているからである．

　看護者は，患者の主体性を妨げる要因を軽減し，気づきを促進している．看護者が患者の理解者・代弁者としての役割ができるのは，このためである．

3　悔いのない意思決定のためのインフォームド・コンセント

　インフォームド・コンセントは，医師から説明を受け，その説明に納得したうえで，当該患者自らが決定することである．その多くは，①治療方法の選択の決定，に代表されるが，②実験的要素を含む治療方法の意思決定，③研究および福利的な目的を有する組織・細胞等の人体資料提供の意思決定，と拡大されてきている．

　しかし，決定後，あるいは決定した結果が期待に反した場合，決定を悔やむ患者・家族がいる．その背景には，患者・家族が難解な医学的説明を理解できないこと，あるいは患者・家族が十分に理解かつ納得に至るまでの時間的経過を保証されていないことなどがある．

4　治療方法の選択におけるインフォームド・コンセント

　看護の基本的アプローチである患者の個別性，家族，社会的役割の把握とともに，倫理的態度である「尊重」を基本に，①ライフステージは今どの段階か（発達段階による心身の特徴，社会的課題），②健康レベルはどのレベルにあるか，③どのような状況での場面か（通常の診療，実験的医療），などの視点から，コミュニケーションスキルを用いながらインフォームド・コンセントを行うことが，患者，家族が後に悔いのない選択になることにつながると考える．

　また，当事者が意思決定に至るまでには，時間をかけた説明と，疑問と質問のくり返しの機会が必要である．さらに治療後の日常生活の変化と，その対応の具体的説明があってこそ，患者の理解が深まり，相互の信頼関係が構築される．医療者に対する信頼があれば，悔いが残るような意思決定にはならない．

事例で理解を深める

事例　患児の意思の尊重
人工呼吸管理を望まない患児への対応

　A患児は10歳代前半，神経難病のために入退院をくり返していた．今回は呼吸不全で入院となったが，呼吸状態の改善はみられなかった．主治医から患児と母親に対し，生命維持のため，人工呼吸管理と気管切開術が必要であることの説明があった．

　受け持ち看護師は，A患児との会話のなかで，人工呼吸器の装着は望まないことを聞いていた．しかし母親は，主治医と話し合い，生命維持のための積極的な治療を行うことを選択した．受け持ち看護師を含め病棟の看護師は，自分たちがA患児の代弁者としての役割を果たせていたのか，悩んだ．

倫理的視点	▶A患児が人工呼吸器の装着を望んでいないことを知った受け持ち看護師は，医師および母親にA患児の意思を伝えるべきであった．看護師が「代弁者」であるということは，A患児の意思を母親と医師に伝え，「情報を共有」することから始まる． ▶通常の会話のなかで，A患児が受け持ち看護師に自分の思いを述べたことは，受け持ち看護師を信頼し，支援を求めているということである．
解説	児童の意思表明の権利としては「児童の権利に関する条約（12条）」に基づき（p.99 コラム参照），児童の年齢および成熟度に沿った「インフォームド・アセント」が規定されている（p.94 コラム参照）． 本事例のA患児の特性としては，難病，度重なる入退院，苦しい呼吸，その状況下での意思表示力の成熟と，10歳代前半の年齢などがある．これらを勘案して，医師・看護師はA患児に対して，次の4要素を含むインフォームド・アセントを行う必要がある． ①病状について発達段階に適した理解が得られるように支援する． ②A患児に施行される検査・措置の内容，人工呼吸器の装着と気管切開と気管挿管など，その後の結果と，生活の変化などについて説明する． ③A患児の状況理解や，反応に影響を与える要素についてアセスメントする． ④提案された医療・看護ケアについて患児が理解しているかどうか，十分に表現できるよう環境に配慮する． ＊ なお，患児の意思を尊重するためには，母親・医師・受け持ち看護師が同じ土俵で話し合うことが必要不可欠である．

column　プレパレーション

プレパレーションとは，子どもの発達に応じ，子どもが納得できる説明を行ったり模擬体験をさせることで，これから直面する事態によってもたらされる不安や恐怖に対して，子どもが心理的な準備を整え，「頑張ろうとする力」を引き出すケアのことである．

子どもの理解力に合わせて，言葉だけではなく絵本やおもちゃなど，さまざまな道具も用いて行われる．また子ども自身が「頑張った」と達成感を感じられるようなかかわりも含まれ，両親（ときにきょうだい）もその過程に参加できるようにする．

5条 看護者は,守秘義務を遵守し,個人情報の保護に努めるとともに,これを他者と共有する場合は適切な判断のもとに行う.

要点
1. 患者の秘密を守る義務がある.
2. 患者の個人情報を保護する.
3. 他者と情報を共有する場合には,適切に判断する.

解説

1 倫理と保助看法

看護者が業務上で知りえた患者の個人情報を漏らしてはいけないということは,人道上当然なことである.しかし,個人情報の漏洩から引き起こされた問題は多々ある.漏洩によって当事者の人権が侵されることから,日本の刑法134条は,医師・薬剤師・助産師・弁護士・弁護人・公証人に,秘密漏洩の禁止と違反に対する処罰規定を定めている.

看護者は,ナイチンゲール誓詞(1893年)に述べられている①業務上知りえた個人情報,②家庭内情報の守秘を誓い自ら律すること,を求められている(p.65 コラム参照).ナイチンゲール誓詞は,看護者の最初の「倫理規定」と位置づけることもできる.

しかし,科学の進展による社会変革は,医療にも著しい影響を与えた.チーム医療の推進,インターネット等の情報通信技術の導入などは,受益者に恩恵を与える一方,個人のプライバシーを侵害する可能性が高まった.情報の流出,あるいはその扱いによっては,当事者のQOLに影響を与え,時には生命を脅かされることにもなる.

そこで2001(平成13)年,保助看法一部改正として,保健師・看護師・准看護師の守秘義務(42条2)を規定し,罰則も定めた.同様に,理学療法士・作業療法士・救急救命士・歯科衛生士・言語聴覚士に関しても規定された.

しかし懲役刑は看護職のみである.看護師が得る情報量と質から漏洩のリスクを鑑みて,懲役が科されたといえよう.

2 プライバシーの保護

プライバシー(privacy)という言葉はすでに市民権を得ているが,権利との関連においてわが国に紹介されたのは,1930年代であった.プライバシーという英語の概念に相当する日本語がないため,そのまま「プライバシー」として用いられてきた.

その後,プライバシーの解釈は,個人の秘密を守ることから,自己に関する情報は他者に知られないこととする解釈を経て,権利としてのプライバシー権となり,さらに1970(昭和45)年以降は「自己の情報に関するコン

トロール」となった.

上記のような基本概念が，個人情報保護に関する法制化の基本理念となっている.

3 個人情報の守秘：看護者の倫理綱領

1988（昭和63）年の日本看護協会「看護師の倫理規定」第3条では,「看護師は，対象のプライバシーの権利を保護するために，個人に関する情報の秘密を守り，これを他者と共有する場合については，適切な判断のもとに対応する」と，チーム医療における看護師の情報の取り扱いについて，その原則が触れられていた．これは新たな「看護者の倫理綱領（2003年）」の第5条の内容に引き継がれている．つまり，個人情報を保護しつつチーム医療を遂行するため，情報の内容を判別し，伝達すべき情報を選択して，適切な伝達の方法を用いなければならないというものである．

なお，国際看護師協会（ICN）はすでに1953（昭和28）年に看護者の国際規律を採択し，その第5項に「看護師は自分たちに委ねられたすべての個人情報を秘密にしておかなければならない」と定めている．さらに1973（昭和48）年,「看護師と人々」の項に，初めて情報の共有に関して,「個人情報を守秘し，その情報を人に話す際には，思慮分別を働かせる」と記載している．情報を共有する際の看護者の判断能力を求めていることに注目したい．

2000（平成12）年の倫理綱領においては，「看護師は，他人の個人情報を守秘し，これを共有する場合には適切な判断に基づいて行う」とし，この考え方は2005（平成17）年に引き継がれている．

4 看護者個々の守秘と他者との共有と伝達

看護者が把握する患者情報（看護医療情報）は，診療情報あるいは医療情報をはるかに超えた量と秘密性を有する情報としての特性がある．これを認識して，情報を慎重に扱うことが肝要である．

ますます重要性を帯びるチーム医療では，次に挙げる看護情報伝達に留意したい[4]．

①患者の看護情報（個人情報・医療情報）は，どの範囲まで，誰と誰が共有すべきか．
②患者の看護情報は誰と誰に対して守秘とするのか．
③上記のそれぞれについて，情報の伝達方法とプライバシー保護方法は適切か否か．

*

情報の漏洩を防止し秘密を保持するため最も必要なことは，セキュリティの強化と，法律による処罰だけではなく，患者の人権の尊重に基づく看護職の職業倫理によって，保証すべきであると考える．

事例で理解を深める

事例 — 個人情報の漏洩
患者の写真の無断掲載

　A病院に勤務する看護師が，認知症の疑いのある患者の写真を無断で交流サイト「フェイスブック（Facebook）」に載せていたことが判明した．病院は，看護師と，写真にコメントを書き込んだ同僚を厳重注意処分とした．

　病院によると，看護師はナースステーションにいた認知症の疑いがある患者の後ろ姿を携帯電話で撮影し，無断でフェイスブックに掲載，同僚数人があざけるような書き込みをした．フェイスブックを見た人から病院に「患者の写真が載せられ，中傷する書き込みがある」と通報があり，病院が確認すると看護師は事実を認めた．

　病院の調べに対して看護師は，「仲間内のやりとりで，外部に公表するつもりはなかった．申し訳なかった」と反省の言葉を述べている．

倫理的視点
- ▶ 患者の人格権と尊厳を侵害した．
- ▶ 当該看護師と同僚らが患者を中傷した行為は，看護師の倫理と法に抵触する．
- ▶ 患者に関することは病院外で話題にしてはならないという守秘義務に違反した．

解説
　インターネット上に情報を公開する方法は，ブログ，SNS（ソーシャルネットワーキングサイト）などがあり，SNSの1つが本事例で挙げたフェイスブックである．昨今は携帯電話，特にスマートフォンの普及によって手軽に写真を撮ることが可能になり，撮った写真を日記のような感覚でフェイスブック上に投稿し，フェイスブックでつながっている友人に公開することができる．

　しかし，一般的に何を公開してよいのか，何がだめなのか，という境界線を理解していない場合も少なくないようである．

　本件の看護師に照らせば，フェイスブックはどういうものであるか，情報はどのレベルまで公開されるのかについての正しい知識がないまま，患者の個人情報を全世界に漏洩しただけでなく，日本の看護師の評価を低下させた．

6条 看護者は，対象となる人々への看護が阻害されているときや危険にさらされているときは，人々を保護し安全を確保する．

要点
1. 患者の生命・人権が脅かされているときは疑義の申し立てを行う．あるいは実施を拒否する．
2. 患者に害を及ぼす可能性に常に注意を払い，予防のための自己研鑽と，病棟・病院組織への働きかけをする．
3. 保健福祉関係者によって治療および看護が阻害されているときや，不適切な判断や行為に気づいたときには放置しないで適切に行動する．

解説

本条の背景には，米国の「タスキギー事件」がある．1972（昭和47）年，1930年代から数十年にわたって，梅毒注射の人体実験が行われていたことが明らかになった．これを契機に，米国では国家研究規制法によるガイドラインと，研究倫理審査（IRB制度）が確立され，1975（昭和50）年のヘルシンキ宣言に反映された．

さらに，1979（昭和54）年には「ベルモントレポート」によって，「基本的な倫理原則」が初めて示された．「基本的倫理原則」とは，人間の行動について，さまざまな倫理的規範や評価によって，基本的な正当性を与える一般的判断基準であり，その基準は①自律性尊重，②仁恵，③正義の3原則として示されている．ベルモントレポートの執筆者の1人であったビーチャムは，基本原則に無危害を加え，生命医学倫理の4原則（p.12参照）とした．

1 アドボカシー

看護実践の主要概念は①アドボカシー（advocacy），②責務，③協力，④ケアリングである．

アドボカシーは法律からきている言葉である．弁護士は，さまざまな争いに対し依頼人である原告あるいは被告の利益のために依頼者の代理人としての役割があるからである．

サラ・フライは，医療の特殊性における患者と看護者関係の視点から，アドボカシーの3つのモデルを示している[5]．

①**権利擁護モデル**：看護者は患者の権利の擁護者となる．

②**価値による決定モデル**：看護者は患者のニーズ，関心，選択を果たせるように援助する．

③**人として尊重するモデル**：看護者は患者の人間としての基本的特性（尊厳，プライバシー，福利）を尊重する．

2 患者の状況に即した擁護

　アドボカシーには，弁護，擁護，指示，唱道などの意味があるが，看護者の社会的責務の観点からは「擁護」という言葉が最もふさわしい．

　ちなみに弁護士は，原告の代理人，あるいは被告の代理人として，訴訟法に則って依頼人の利益のために法律を根拠に，論理的に議論する．したがって，「真実」が，必ずしも通るとは限らない特性がある．しかし医療の世界では，患者当事者のために「真実」を見極め，患者を擁護する行為を通さなければならない．

　そこで，臨床での患者の「状況」から，これを3つのパターンに大別することができる．

① **生命が他者に脅かされている状況にあるとき**
② **当事者が意思表示できない状況にあるとき**
③ **医療事故が発生・予測される状況にあるとき**

＊

　医療（治療・看護）の営みのなかで，母親が子を守ることと同様に患者を守ることが，看護者の責務のキーワードである．その状況によって，代弁者として，また支持者として，常に患者の擁護者であることを自覚した行動をとることが期待される．

事例で理解を深める

事例　医師・看護師関係
医師の手技に対する看護師の対応

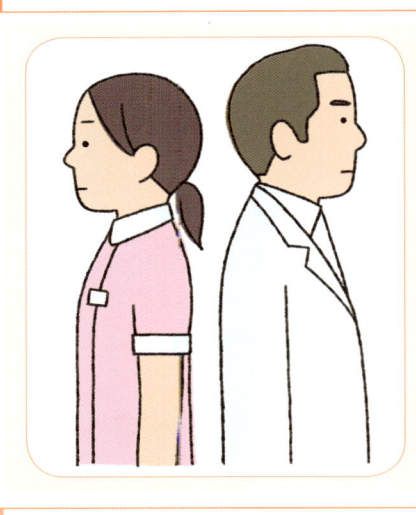

　看護師は，ストーマ造設術予定の患者に，医師の承諾を得て，事前にストーマサイトマーキングを実施した．しかし，実際に造設されたストーマは，マーキングの位置を大きく外れ，極めて管理しにくい腹直筋外の部位に造設されていた．

　この場合，合併症の1つであるストーマ脱出が高い確率で発生することが指摘されている．

倫理的視点
▶医療における，医師，看護師の目標は，患者の心身の自立である．その共通目標に向かって，それぞれの専門性を発揮しながら，医療は遂行されている．
▶本事例は，看護師と医師の連携の不足から，倫理原則である「無危害」に抵

触し，患者に苦痛を与え，QOL を低下させてしまった．

解説　なぜ医師は，看護師が実施したストーマサイトマーキングではなく，マーキングの位置を大きく外れ，腹直筋外の位置にストーマを造設したのか．執刀した医師は，手術後直ちに当該看護師へ位置の変更と，その理由を説明する責務がある．また，当該看護師は患者の擁護者として，医師に説明を求める責任がある．

医師と看護師のコミュニケーション不足は，患者に不信感と不利益を与えるだけである．

---

column　倫理的課題の学習プロセス

　臨床現場ではあらゆる倫理的ジレンマに遭遇する．倫理的課題に対する学習は，そのようなジレンマに気づくことから始まり，そこに存在している問題の分析，倫理的な解決方法についての討議，討議によって得られたケアの実践，そして実践の結果の評価のプロセスを通して行われる．

　以下に，一連のプロセスをまとめる．

ステップ1	臨床現場におけるジレンマに反応する（内容を記述する）
ステップ2	倫理問題に含まれる「課題」を見出す
ステップ3	倫理的「課題」の論点を挙げる
ステップ4	意思決定の根拠を列挙する
ステップ5	意思決定（解決方法）と根拠を記録する
ステップ6	決定した看護を実践した場合の予測と結果を推測する
ステップ7	「討議，カンファレンス」決定に関連する参加者の役割を明らかにする
ステップ8	決定した看護を実践する
ステップ9	実践による「結果」を評価する

※各ステップの評価：全体の評価，考察，改善

参考文献　石井トク編著：看護倫理学入門　文学作品を通して感性と問題解決能力を高める．医歯薬出版，2012．

7条 看護者は，自己の責任と能力を的確に認識し，実施した看護について個人としての責任をもつ．

要点
1. 保健師・助産師・看護師・准看護師は，保助看法に定められた法的業務の範囲を超えてはならない．
2. 自己の身分を説明し，実践した看護行為の結果について責任を負う．
3. 看護実践において業務責任と能力を超えた場合は，指導・支援を求める．

解説

1 保助看法

わが国の看護職の法制度は 1899（明治32）年の産婆（助産婦）規則が最も古く，次いで1915（大正4）年の看護婦規則，1941（昭和16）年の保健婦規則である．戦後，新憲法の制定に伴う各分野での立法措置の一貫として，1948（昭和23）年，3つの職種を1本にした保助看法が制定され，現在に至っている（p.130 **資料1，2** 参照）．

2 看護職・氏名の開示

わが国の看護職には①保健師，②助産師，③看護師，④准看護師が存在する．看護職にはそれぞれ業務上の責務が定められている．したがって看護職は，自らの職種と氏名の名札をつけ，患者・家族らに開示する責任がある．また，看護部長，看護師長等の役職の明示も重要である．権威ではなく責任者であるという明示である．

同様に看護学生は，所属教育機関名と氏名を明示している．また，臨床看護師と学生の「ユニホーム」に相違があることで，実習生であることが即座に判別できる．これらは，アカウンタビリティ（説明責任）を果たすことに相当する．

某医療施設では看護者全員の名札に「スタッフ」と書かれていた．これは責務の放棄であり，患者・家族を混乱させ，不信感をあおるだけである．

医療施設は多職種らによるチーム医療である．それぞれが自らの職種に誇りを有しているはずである．ときには4つの看護職の「平等論」を聞くが，これは誤りである．法的業務と責務から，専門職の平等論を同じ土俵で論じるべきではない．医療職種の相互の尊重は平等であるが，業務の責務は異なる点で平等ではないという意味である．

3 看護実践の責務と看護記録

看護者は，自己の責任と能力を的確に認識

し，自己の業務責任や能力を超える業務については，指導・支援を求める責任がある．

その責任は，個々の患者に対する「看護過程である看護記録」によって保証される．昼夜24時間における看護の質の保証は，情報の伝達の質にある．

看護記録の電子化による看護の標準化は，看護の水準と解することができる．電子化は，医療の質向上・医療費の軽減・情報の共有などのメリットはあるが，現状の課題は，患者の個別情報の経時的変化の扱い方と，患者情報の伝達である．また，看護者は電子化された患者情報を倫理的に正しく扱うことができるかである．

事例で理解を深める

事例 院内の事例検討会の強化
本人からの情報収集が難しい意識障害の患者への対応

A氏，50代，女性．乳がんから脳転移が疑われ，X病院に転院した．転院時には看取りの状態であった．A氏のキーパーソンとなる家族は長男であったが，居住地が遠いなどの事情で，面会はなかなかできない状況であった．

B看護師（2年目）は転院時よりA氏を担当していた．副師長は，終末期の患者を受け持ったことがないB看護師のため，教育担当のC看護師に相談にのるよう指示した．

A氏について看護師らは，今の長男の気持ちを確認する必要があると考えた．C看護師も家族関係の情報収集を行うようにB看護師に声をかけたが，B看護師は「大丈夫です」と笑顔で答えており，C看護師はB看護師の考えがまとまるのを待っていた．

A氏は入院18日目に永眠となったが，結局B看護師はA氏が亡くなるまでに，家族から思いや受け止めなどの話を聞くことができなかった．後日，B看護師に副師長がA氏のことについて聞くと，「意識障害があるA氏自身からは情報収集ができず難しく感じた．どうしてよいかわからなかった」と話した．そのような思いをC看護師も把握できていなかった．

倫理的視点 「主体は患者」の視点から，本事例の問題を見出すことができる．
▶病棟では，終末期にあるA氏のために長男の来訪を望み，今の長男の気持ちを確認する必要性を考えた．➡事例では，認識にとどまっている．
▶教育担当のC看護師はB看護師に，「家族関係の情報収集を行うように」と声をかけた．➡指示が抽象的である．
▶B看護師は「大丈夫です」と答えている．➡何に対して大丈夫なのかが不明

である．
▶C 看護師は B 看護師の考えがまとまるのを待っている．➡ A 氏の看護より B 看護師の教育を優先したことにより，A 氏に適切な看護（家族の援助）を提供する機会を逸している．

解説　本条文では，看護師の「責任」を，次の 3 項目（看護責任 3 原則）で明確に示している．
　①自己の責任と能力を的確に認識する．
　②実施した看護には個人としての責任がある．
　③自己の能力を超える業務は指導・支援を求める責任がある．
　本事例を「看護責任 3 原則」に照らすと，責任のすべてにおいて実践されないまま経過してしまっている．本事例に類似した事例は多々あるが，それらに共通している主な点は次の通りである．
①「わからない」「できない」を，誰にも言わない／言えない
　この原因には，自尊心の歪み，守りの姿勢，コミュニケーション能力の不足などがある．
②疑問があったり指示の意図が不明瞭でも，確認の質問をしない
　それを戒めるために「聞くは一時の恥，聞かぬは一生の恥」という格言がある．
③問題点が，それぞれの認識のずれによって，誤って解釈されている
　質問や指示は抽象的ではなく具体的に，さらに相手の認識を確かめるため，言葉を変え，理解されている内容を確認する必要がある．
　　　　　　　　　　　　　　　＊
　こうした現状を真摯に受け止め，倫理綱領の「看護責任 3 原則」について教育機関では，教育方法の工夫が求められている．臨床では「事例検討会」での討議が最も有効で，効果的である．看護実践に即座に生かすことができるからである．

8条 看護者は，常に，個人の責任として継続学習による能力の維持・開発に努める．

要点
1. 科学・医療の進歩，社会の変化に伴う人々の多様な価値観に対応する．
2. 多様な健康ニーズに対応できる能力を保証する．
3. 看護専門職として常に自己研鑽に務める．

解説

今世紀は生命科学，情報社会，イノベーション（技術革新，新たな組織，概念の実現など）の時代であり，それらは急速に進展している．また，社会・医療の複雑性，多様性，不確実性，価値観の相違など数々の問題に患者・家族も直面し，苦悩している．

ICN看護師の倫理綱領「看護と実践」に，「看護師はケアを提供する際に，テクノロジーと科学の進歩が人々の安全，尊厳及び権利を脅かすことなく，これと共存することを保証する」と，科学進歩との共存を明確に述べている．患者の擁護者である看護師は，これらの倫理指針に対していかにあるべきかが問われている．

1 日本の医療政策と看護職の離職

わが国は世界に類をみない急速な少子高齢社会を迎えている．加えて，家族形態の変化も追い打ちをかけ，医療施設における入院患者の増大により，医療従事者は多忙を極めている．管理者はシステムを整えることなく，看護師らの使命感に依存し，自己犠牲ともいえる過重な労働によって患者を支えてきたという経緯がある．

1992（平成4）年，「看護師等の人材確保の促進に関する法律」が制定され，処遇改善等による看護師確保の政策がとられた．常勤看護職員の離職，なかでも新卒看護師の離職は，経済・社会的，そして看護教育の問題を浮き彫りにしている．

日本看護協会の調査によると，新卒看護師の離職率は2007（平成19）年度（9.2%）から5年連続で減少していたが，2012（平成24）年度は7.9%と前年より0.4%増加している．看護学生の教育・関連医療施設では，新人教育や継続教育の質を高め，看護を担う次世代を育成する社会的責務がある．

2 保助看法と看護師等の研修努力義務

社会のニーズに対応した保助看法の一部改正についてはすでに述べたが，2009（平成21）年7月の改正では，「保健師，助産師，看護師及び准看護師は，免許を受けた後も，臨床研修その他の研修を受け，その資質の向上を図るように努めなければならない（28条2項）」と，新たに看護師等の研修を受けるこ

とが義務とされた．これは2010（平成22）年4月1日から施行されている．

同様に「看護師等の人材確保の促進に関する法律」（最終改正平成23年12月14日）には，①看護師等の研修の努力義務，②病院等開設者の責務，③国および地方公共団体の責務，が規定されている．

病院等の開設者の責務としては，①新たに業務に従事する看護師等に対する臨床研修その他の研修の実施，②看護師等が自ら研修を受ける機会を確保できるようにするために必要な配慮，③その他の措置を講ずる，が努力義務として定められている．

よって，組織責任者は看護職員に対する研修努力義務の目的を十分に認識し，研修から得られた知見を所属病院の看護に還元する能力が求められる．

看護師の研修努力義務は，権利としての自己研鑽でもある．看護師は科学の進歩と共存しながら，患者の擁護者として，看護ケアの質の向上を図る叡智が求められている．

なお，自己研鑽については，看護師等の人材確保の促進に関する法律第65条，保助看法第28条2項〔2009（平成21）年追加〕に，「免許を受けた後も臨床研修その他の研修を受ける」と規定されている．

事例で理解を深める

事例
術後「体動」のアセスメント
人工呼吸管理中の患者の身体拘束（抑制）

A氏，70代，男性．大動脈解離のため弓部置換術を施行し，術後呼吸不全のため気管挿管，人工呼吸管理を行っていた．呼吸状態が改善したため，抜管に向けて鎮静薬を減量し，十分に覚醒している状態であった．しかし体動が多く，チューブやライン類を気にせず動いており，チューブ・ライン類の抜去やベッドからの転落の予防のため，安静保持が必要であることを説明した．

A氏はうなずいていたため，理解を得られたと捉えていたが，その後も体動は変わらなかった．

看護師はA氏がせん妄により状況を理解できていないと判断し，危険防止のため，身体拘束（抑制）を継続・強化した．しかし，抜管し身体拘束（抑制）を解除すると，「腰が痛くてつらかった」と，せん妄ではなく，身体拘束（抑制）による体動制限が苦痛であったことが判明した．

倫理的視点
- ▶体動による転落防止のため，安静の保持について説明したところA氏はうなずいたが，体動が続いており，加えて術後，高齢という要素があるため，「せん妄」だと図式的に判断している．
- ▶看護師の安静保持の説明に対して，「うなずく」という意思表示と「体動」との矛盾を推察する．

▶身体拘束（抑制）の継続とさらなる強化によって，A氏の痛みの増強という「害」を避けるために，看護師らで適切な方法を討議する．

解説　医療の進歩は「医療ルネサンス」と称されるごとく著しいものがある．まさに「昨日の常識は今日の非常識」である．「研修の努力義務」を保助看法で定めた意義は大きい．

　研修，学会等で得た新たな知見を，即座に所属医療機関で実践することは危険である．特に研究成果の導入には，科学的根拠と信頼性を十分に吟味することが重要である．また，病院内での同僚との検討，同意を得ることのない，独断での看護実践は許されない行為である．

　看護師が自ら日々の看護実践を振り返る「内省」は，内面化され，知・技・倫理が熟成される．看護の達人，模範とするモデル達は常に「内省」を行っている．

　本事例は，科学・医学の急速な進展，人の個別性と多様性，社会と法の仕組みなどについて考察すべき事例である．

　現在は人工呼吸管理中の患者でも早期から鎮静薬を減量もしくは中断し，患者が覚醒した状態で過ごしてもらうようになってきている．また，患者によって痛みの閾値や表出方法は異なることも認識しておくべきである．治療上，やむを得ない場合もあるが，可能な限り身体拘束（抑制）を控えるという社会の流れもある．

　ここでは，①術後患者のチューブ・ライン類の抜去，②術後のせん妄，③予防的身体拘束（抑制）がそれぞれ問題になるが，まず，予防的身体拘束（抑制）は，過去の方法になりつつある．

　看護師は，A氏の「体動」という様相に注目した．その理由を知るためには，体動の頻度，動かし方，表情などの観察力が必要であった．例えば，仰臥位の同一姿勢による苦痛をイメージしてみよう．仰臥位の体圧分布は肩甲部，殿部，頭部，下肢部，背である．A氏は「うなずく」ことができることから，疼痛の有無，部位が特定できた可能性が高い．

　苦痛の軽減，安楽の提供，安全は看護師の基本である．

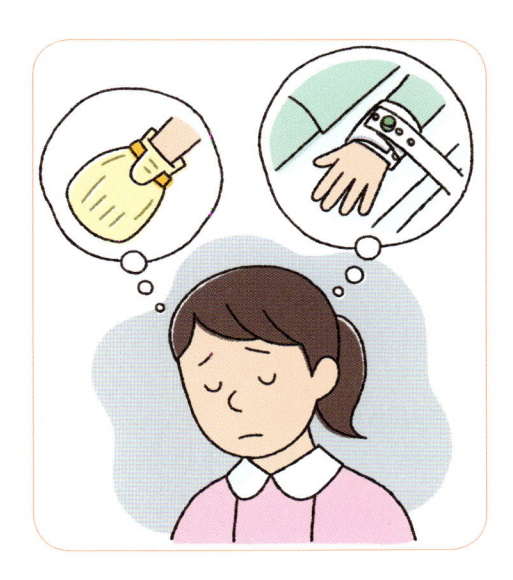

9条 看護者は，他の看護者及び保健医療福祉関係者とともに協働して看護を提供する．

要点
1. 他職種も含めて，共通の「目標」と「価値」を共有する．
2. 他職種の動向を見極めながら，看護の専門性を発揮するための創意・工夫をする．
3. 自立した専門職として担当領域を明確にし，他職種と対等な関係を構築する．

解説

1 チーム医療と情報共有

　看護者は，看護者同士のみならず他の保健医療福祉関係者と協働して，共通の「目標」と「価値」を共有し，最善の看護が実現できるようにそれらを維持し，相互の創意・工夫と努力によって，質の高い看護および医療の実施を目指すことが求められる．

　チーム医療推進協議会によると，「メディカルスタッフは，患者に必要な医療や情報の提供に際し，高い使命感をもち，患者の生命と尊厳を守りながら，その職務を遂行してきた」と述べ，以下のようなチーム医療に対する理念を掲げている[6]．
①患者中心の医療の推進
②高いレベルの専門性の推進
③情報共有の推進
④チーム医療の推進

　これらのチーム医療の推進においては，対象と関連する多職種が情報を共有し，それぞれの専門性を背景にしながら，同じ「目標」や「価値」に向けた連携が重要となる．

2 看護の専門性とは

　看護者としての専門性を語る際，当該専門職として求められる高い倫理観を明示することが重要である．看護の専門性について，ICNの定義では，「看護とは，あらゆる場であらゆる年代の個人および家族，集団，コミュニティを対象に，対象がどのような健康状態であっても，独自にまたは他と協働して行われるケアの総体である．看護には，健康増進および疾病予防，病気や障害を有する人々あるいは死に臨む人々のケアが含まれる．また，アドボカシーや環境安全の促進，研究，教育，健康政策策定への参画，患者・保健医療システムのマネジメントへの参与も，看護が果たすべき重要な役割である．」（日本看護協会国際部訳）と述べられている．

　看護者には，ケアの専門家として，その中心的な存在として多職種協働を機能させるために高い倫理観と信頼性が求められている．

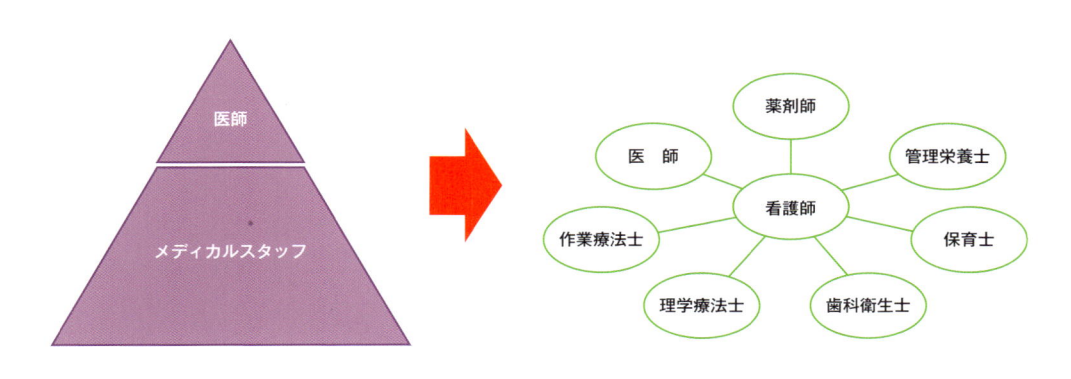

図1　看護師を中心としたチーム医療

3　他職種との連携における看護職の役割

　看護者は，自立した専門職として，保健医療福祉を支えている専門職間の調整役として，他専門職との協働関係の形成に努め，各専門職の専門性が最も効果的に機能するような関係性を構築し，各専門職の能力が最大限に発揮できる環境づくりに努める役割が求められている．

　川崎医科大学附属病院（岡山県）では，「医師と多職種の信頼関係を基盤に看護師がリードするチーム医療」の実践を行い，大きな成果が得られたことを発表している[7]．その内容は，関節リウマチ診療に携わるスタッフ間での試みである．関節リウマチ診療では，生物学的製剤の登場とその種類の広がりによって，患者へのより高度な説明力が求められるようになっている．それを実現するためには，多職種が効果的・効率的に職務を分担し，チームとして患者に接する体制が不可欠だとして，臓器・機能別センター制を導入することでリウマチ・膠原病科と皮膚科や整形外科との一体的な診療を可能にし，実績をあげている．その要として，多科・多職種の院内連携の核となったのが看護師だとしている．

　そのための組織改革として，**図1**に示すように当該病院では，従来の医師を頂点とした医療体制から，看護師が中心となって機能することで効果的なケアの実現につながったとしている．

事例で理解を深める

事例　夫の臨死状態を妻に伝える判断
患者家族の希望と医療者としての支援

　自営業を営む50代の夫婦の家が全焼し，夫婦は熱傷のためA病院に搬送

された．妻のA氏は軽度熱傷であったが，夫は重度の熱傷で意識はなく，生命予後は2〜3日とされた．A氏は，今後の生活のことを心配して不安も大きく，危機状態に陥っていた．

A氏は，夫が予後2〜3日であることをまだ知らされていない．知らせを受けて駆け付けた30代の娘は，「母が今父に会うと，母のショックは大きく，あえて父の状況を知らせないでほしい」と医療者に希望していた．しかし主治医や受け持ち看護師は，妻に夫の状況を知らせないことの是非に葛藤し，医療者としてどのように働きかけることがA氏にとってよいのかを，リエゾン専門看護師（CNS）に相談した．

看護師は，精神科医，臨床心理士とも連携し，A氏との面接の場を設けた．精神科領域での既往の有無など，これまでの生活のなかでのストレス対処などについて聞きとることで，真実告知をした際の反応と適応の予測を行うとともに，夫の状況の説明に向けた対応について，臨床心理士にもかかわってもらいながら，看護支援を行った．その結果，現状でのA氏の不安は，突然のストレスに対する一時的反応性のものであり，自分の行為を決定し実行する判断力は十分にあると臨床心理士の判断もあることから，夫の現状を正確に把握し，今後の過ごし方を，A氏自身で選択することが，夫との死別の悲嘆を和らげられる最も必要なことと判断した．

その後，主治医や関係する看護師チームともカンファレンスを行い，A氏の自己決定権を尊重・擁護することが，知らせないことの不利益に勝ると判断し，それらを家族や医療チームで共有しながら看護支援を行っていくことを決定した．

倫理的視点
▶専門看護師（CNS）は看護師と密接に情報交換を行い，専門的知識を提供する．
▶自己決定権を尊重し，擁護することの重要性を確認する．
▶対象と情報を共有し，同じ目標に向けたチーム医療を実施する．

解説
A氏の心理的特性について娘から情報収集できたことは，看護計画上非常に大事であり，かつ，A氏の自己決定を促す時期や方法を検討するためにも重要であった．特に今日のように，看護の専門性が高まるなかで，精神面でのケアに精通しているリエゾン専門看護師に相談したことは，適切な看護支援を進めるためには重要である．

また，精神面の観察情報に関しては，看護者同士のみでなく，関連した医療スタッフとの共通の認識に基づいた対処や目標設定が重要となるため，多職種との十分な情報共有と連携が，A氏のその後の回復過程において非常に有効となる．

10条 看護者は，より質の高い看護を行うために，看護実践，看護管理，看護教育，看護研究の望ましい基準を設定し，実施する．

要点

1. 質の高い看護の実践・教育・研究・管理についての行動基準を設定し，自主規制する．
2. 組織の役割や特性を最大限に生かすことのできる基準を設定し，実施する．
3. 各基準の設定は，個人行動ではなく，組織の一員として，より質の高い看護を目指す．

解説

1 看護者の行動基準

看護者が担当する職務にかかわる行動基準を設定・順守し，自主規制を行うことは，専門職として必須事項である．基準には大きく4点が挙げられる．「実践の基準」「管理の基準」「教育の基準」そして「研究の基準」である．

a 実践の基準

看護の内容や方法などを規定することによって，高度医療環境における質の高い看護技術を共有することである．

b 管理の基準

提供される看護の場に応じた適切な組織化，資源管理，環境整備，質保証のためのプログラムを規定し，要求されている看護実践を効果的・効率的に機能させるために必要となる．

c 教育の基準

日進月歩に変化する専門知識を得るための看護専門職の育成に向けた，現任教育・継続教育などのプログラムを規定し，実践能力を向上させることである．

d 研究の基準

研究内容・研究方法・研究成果の提示に関する手続きなどを規定し，常に最新のエビデンスに基づいた看護実践への提供を実現することである．

*

このような行動基準の作成は，組織的に行い，個人としてあるいは組織人として，これらの基準を満たすよう努めなければならない．またこれらの行動基準は，社会の変化や人々のニーズの変化に応じて，適宜改定され，実行性の高いものとして機能するよう重要な位置づけにある．

2 「看護業務」の基準化

　看護実践において業務基準を作成していくことは，看護倫理に基づく業務範囲を明確化するとともに，あらゆる健康レベルの人々が看護実践の対象であることを明確化するうえで重要である。看護実践は，保健・医療・福祉領域で広く展開されており，対象は個人・家族・集団・地域社会など広範囲である。これらの複雑で広範囲な実践を効果的に行っていくためにも，看護業務の基準化が重要となる。

　看護業務基準とは，看護職の責務を記述したものであり，看護実践の行動指針および実践評価を客観的に提示することを可能とするものである。その内容は，看護という職種の価値観と優先事項とを明文化し，具現化することにつながる。そのため，看護業務の基準化は，保助看法で規定された，すべての看護職に対する看護実践の要求レベルを示すものでもある。

　看護業務の基準作成にあたっては，看護実践の内容，看護実践の方法，および継続的かつ一貫性のある看護実践を提供するための組織化が重要とされる。さらに，その組織化では，理念をもたなければならない。設定した理念に沿った看護業務の基準化は，その時代の社会的な要請や当該施設・組織の目標に合わせて具現化され，その業務範囲は明確となる。これらの検討は厚生労働省の審議会委員のなかでも行われ，「新たな看護のあり方に関する検討会」として，今日の看護業務の基準化への出発点となった[8]。

3 質の高いケアを目指したキャリア開発

　キャリア開発とは，教育・研修制度と異動・配置制度を組み合わせ，各組織の理念や目標に合わせたキャリア・ディベロップメント・プログラム（Career Development Program：CDP）によって実施される，人材育成方略である。

　看護管理組織においては，専門職業人として患者中心の質の高い看護を提供し，社会貢献できる看護職を育成することを目的として，各組織の特性を生かしたCDPが策定され，実施される。各看護管理組織が策定するキャリア開発は，単に看護師の人材育成に留まらず，一人ひとりの看護師が，ライフサイクルに応じて自分らしくイキイキと仕事に取り組み，力を発揮できるようにバックアップすることを優先したプログラムが職業特性上の特徴とされる。

　看護師のキャリア開発では，自らの課題を見出し，それに取り組むことによって，専門職として求められる能力の開発と，一人の人間としての成長につなげられるプログラムが求められる。その1つとして，「キャリア開発ラダー」という手法が看護のCDPには多く活用されている。この手法の原点は，『ベナー看護論』の「新人」「一人前」「中堅」「達人」の理論を参考に，臨床看護実践能力（看護実践能力，役割遂行能力，教育・研究能力）の指標を示し，看護職個々人のライフサイクルに合わせてキャリアプランを主体的に選択し，自主的な成長への意欲とキャリア開発の動機づけができることを目指すものである。

事例で理解を深める

事例 看護基準の軽視への対応
形骸化された確認行為の是正への取り組み

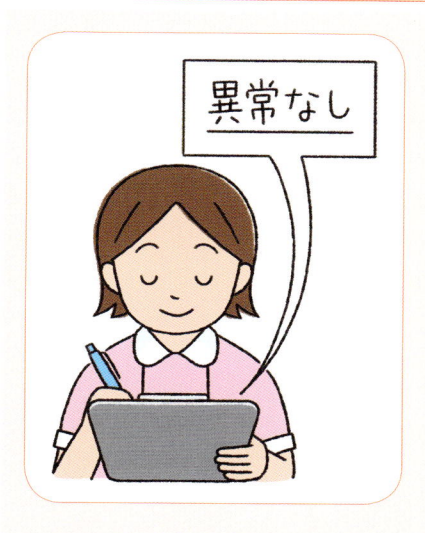

A病院での輸血時のマニュアルでは,「輸血開始前後および,開始後の5分後,10分後,15分後にバイタルサインのチェックを行うこと」と,当該技術の基準化が行われていた.

しかし,看護記録の輸血時のチェック表には,血圧の数値は記録されておらず,「異常なし」とだけ記載するようになっていた.マニュアルに従うのであれば,記録票には,チェックしたバイタルサインの値を記載することが必須である.たとえそれが正常値であったとしても,チェックした情報は正確に記録に反映しなければならない.

A病院の看護管理者は,このような事実が,他の基準においても慣習的になされている事実を調査・把握し,その他の技術基準についても順守されているかどうかについて,しっかりと監査し,正確に実施されているかの基準を策定した.さらに,基準化された技術行為の妥当性(エビデンス)の認識があるかについても調査を行った.

その結果,看護師たちは基準化された行為は行っているが,根拠の認識が薄いことが明らかとなった.このことは,根拠に基づく看護実践行為にも通じることから,看護部は,基準化の必要性や妥当性を把握するための教育・研修を企画し,基準化された事項の行為のみではなく,エビデンスを修得できる教育プログラムを導入し,キャリアシステムの構築を目指すことになった.

倫理的視点
▶看護倫理に基づいた看護業務の基準を作成する.
▶専門職として技術提供するための基準化された業務内容や妥当性を認識する.
▶看護業務の基準化を順守していくための教育や研修を企画し,実施する.

解説　看護業務の基準化や行われている看護技術の妥当性の認識は，専門職としての看護師の倫理観を具現化できる最も重要な部分である．そのためには，看護管理組織の組織構成メンバーに対する自己成長の支援は重要な営みとなる．そのための要となるのが，組織の教育理念や教育目標を具現化することであり，それらに沿ったキャリア開発の具体的な方向性と，それに沿ったキャリア開発ラダーのような，具体的な成長戦略の明示と実施である．

　上に挙げたものはすべて，組織内部のみでの実施が困難なことが多いことから，組織外で実施される看護職能団体などの研修プログラムの積極的な活用や，関連専門職との共同の組織内研修などの実施も重要となる．

　また，看護管理組織は，教育や研修を実施するばかりでなく，それらの成果を確認するための評価システムも重要な営みとなる．事例に示すように，基準に準じることのみが妥当ではなく，技術の進歩に応じた評価システムの運用実施も同時に行っていくことが，重要である．

---

column　患者の権利宣言案（1984年10月14日）

　1981（昭和56）年の世界医師会総会における「患者の権利に関する世界医師会リスボン宣言」などの世界の動きを受け，わが国においても1984（昭和59）年に患者の権利宣言全国起草委員会によって「患者の権利宣言（案）」が以下のようにまとめられている．

❶ 個人の尊厳
❷ 平等な医療を受ける権利
❸ 最善の医療を受ける権利
❹ 知る権利
❺ 自己決定権
❻ プライバシーの権利

11条 看護者は，研究や実践を通して，専門的知識・技術の創造と開発に努め，看護学の発展に寄与する．

要点
1. 最新の知見を活用して看護を実践する．
2. 新たな専門的知識・技術の開発に最善を尽くす．
3. 研究や実践に基づき，看護学の発展に寄与する．

解説

1 看護研究の推進と専門知識の実践応用

看護者は，最新の知見を活用し，看護を実施するとともに，質の高い看護が提供できるように，研究活動によって得られた新たな知見を，専門的知識・技術の開発に結びつくように最善を尽くすことが求められる．開発された知識・技術の蓄積により，エビデンスが保障されている実践が導かれ，今後の看護学の発展にも貢献できる．

看護学に資する研究を遂行する際，①研究対象となる人々が不利益を受けない権利，②情報を公開する権利，③自分で判断する権利，④プライバシー・匿名性・機密性を守る権利，を保障するよう努めなければならない．そのためには，研究倫理に精通した委員構成による，研究倫理審査委員会を設置することが求められる（詳細は，本書ステップ4を参照）．

2 研究成果の実践応用と看護学の発展

これまで看護研究は，看護の学問としてのあり方を模索しながら，「看護とは何か」「看護の専門性とは」について，多くの理論家たちがさまざまな検討を重ねてきた．これらの検討の多くは抽象度が高く，なかなか看護実践への還元までには至ってこなかった．

しかし近年では，これらの理論の実践的な応用技術が多く開発されるようになり，看護の独自の視点の具現化が進んでいる．これらの動きは「セルフケア理論」「病みの軌跡モデル」「モースの病気体験の理論」「危機理論」「ストレス・コーピング理論」「自己効力感」などの理論に代表される，看護支援方法の開発と看護研究における中範囲理論，および小範囲理論の推進である．

看護の理論化は，一般的に大きく3つに大別できる．抽象度が高く，全領域にわたる理論化である「広範囲理論」，各領域やその専門性を扱った理論である「中範囲理論」，および実践により近い痛みや不眠不安などを扱った「小範囲理論（狭範囲理論）」である．

今後の看護学における研究は，中範囲理論の開発研究による看護独自の視点による判断の方向性を具現化する手法や尺度の開発に加え，より実践レベルに近い看護支援理論であ

る小範囲理論に基づく研究が，実践の学問としての看護学の発展につながっていくものと期待される．

事例で理解を深める

事例 看護研究やケア継続に役立つデータベースの構築
電子カルテの活用

　医療技術の進歩は目覚ましく，その情報量も増えている．A病院では電子カルテが導入され，多職種間の医療情報の共有化を目指してデータベースが構築され，記録を行っている．しかし，データベース上のデータは蓄積しているものの，その利用は過去のデータの活用というよりは現時点での情報の共有にとどまっており，データをこれから行う治療や看護に効果的に活用されていないことが指摘された．

　そこでA病院ではシステムエンジニアを雇用し，過去の看護実践の成果を効果的に活用することを目的として，近接事例をキーワード検索で抽出できるシステムを構築し，過去の事例の成功例や失敗例を瞬時に引き出すとともに，それらを参考にしながら，現在の看護実践の計画に役立てることのできる新たな看護実践を開発する事例データベースを構築・導入した．

　さらに，それらの成果について看護系学術集会などで積極的に発表を行い，事例集積システムが看護課題の解決に導く1つの方法として，看護学の発展に寄与しうることを示した．

　またA病院では，在宅医療が進むなかで，専門職同士の情報共有は今後の大きな課題であることから，退院する患者の医療情報が地域においても生かされるように，多職種共通の情報基盤づくりに着手し，効果的な継続看護への取り組みを始めることとなった．

　こうした取り組みのなかで，電子化された個人情報の保護，さらには情報の取り扱いに関する取り決めなどが，今後の検討課題として挙げられた．

倫理的視点
▶多職種間の医療情報の共有と，セキュリティに配慮した効果的な活用を行う．
▶研究倫理に配慮して新たな看護支援方法を研究・開発し，その成果を公表する．
▶個人情報の取り扱いに関する取り決めを行う．

解説　看護の研究成果を実践で活用していくための倫理上の大きな課題として，対象の人権やプライバシーの保護が挙げられる．とくに患者情報の電子化によって，情報セキュリティは法的整備も含めた今後の重要課題である．

　より多くの職種間での情報の共有化は，情報漏洩に関する十分な配慮と，システム上の整備が必要である．それと同時に，電子化された情報を扱う専門職自身の情報リテラシーも求められる．そのためには，システム・エンジニアによる十分な情報管理体制の充実と，情報にアクセスすることのできる専門職に対する定期的な研修を実施することが重要である．

　さらには，専門職同士での新たな看護支援方法などの共有に際し，研究成果を公表し，専門性の発展に寄与することは，看護学の発展にとって重要なことである．しかし，研究成果を公表することによって，対象となった個人の人権やプライバシーへの配慮が，倫理上において問題となる場合が多々ある．研究成果の公表の際には，研究倫理に対する十分な配慮も重要となる．そのためには，研究倫理委員会などで，研究成果公表のための倫理審査が必要である．

---

column　ナイチンゲール誓詞

　米国のファランド看護師訓練所学校の校長であったリスツラ・E．グレッターにより1893（明治26）年に作成された．

　ナイチンゲールの偉業を称え，その教えを「ヒポクラテスの誓い」にならって看護師の心得として誓詞（誓いの言葉）としたものである．

　われはここにつどいたる人々の前におごそかに神に誓わん．

　わが生涯を清く過ごし，わが任務（つとめ）を忠実に尽さんことを．

　われはすべて毒あるもの，害あるものを絶ち，悪しき薬を用いることなく，また知りつつこれをすすめざるべし．

　われはわが力の限り，わが任務の標準（しるし）を高くせんことを努むべし．

　わが任務にあたりて，取り扱える人々の私事のすべて，わが知りえたる一家の内事のすべて，われは人にもらさざるべし．

　われは心より医師をたすけ，わが手に託されたる人々の幸のために身をささげん．

12条 看護者は，より質の高い看護を行うために，看護者自身の心身の健康の保持増進に努める．

要点
1. 心身の健康を維持するために，職業と生活・活動と休息のバランスを保つように努める．
2. 感染・被曝等の被害あるいは媒介を避けるなど，リスクマネジメントに組織的に取り組む．
3. 労働条件を改善し，職場環境を快適にする．

解説

看護師は心身ともに健康でなければ，患者の安全，看護の質を保証できない．長年，看護師は博愛精神の美名のもとに，自らの人生・生活を犠牲にしてきた．

しかし，世界に類をみない急速な少子・高齢化社会，疾病構造の変化，科学・医療技術の進歩，人々の価値観の多様性などにより，看護師は医療変革期の渦中にある．

その影響を強く受けているのが，看護師の労働量の増加と，それに連動する安全と看護の質の低下である．看護師の心身の健康障害を引き起こす過重労働は，日本国憲法の勤労と，労働三権に抵触している．

本条は，看護師の心身の健康維持の責務として，①患者の安全確保（事故防止・感染・被曝），②看護師による媒介の回避（感染），③労働条件の改善，職場環境の快適を述べている．

1 ワーク・ライフ・バランス

ワーク・ライフ・バランス（Work-life balance：WLB）という考え方は，1980年代の米国に由来している．わが国では1990年代に企業を取り巻く経済環境の変化などから，WLBの考え方が導入された．

わが国は，人々の働き方に関する意識や環境が社会経済構造の変化に適応しきれず，仕事と生活が両立しにくい現実に直面している．国のビジョン（内閣府）は，仕事と生活が調和実現した社会の姿として，「国民一人ひとりがやりがいや，充実感を感じながら働き，仕事上の責任を果たすと共に，家庭や地域社会などにおいても，子育て期，中高年期といった人生の各段階に応じて多様な生き方が選択・実現できる社会」を示した．その具体的な目標は，以下の3点である．
① 就労による経済的自立が可能
② 健康で豊かな生活のための時間の確保
③ 多様な働き方・生き方が選択できる

2 日本看護協会とWLB

日本看護協会は2013（平成25）年，「看護

職の夜勤・交代制勤務に関するガイドライン」を示した．本ガイドラインの基本的な考え方は，次に示す．

①看護職の心身の健康の保持増進は，「組織」と「個人」による取り組みによって実現される．

②看護職の心身の健康の保持増進には，夜勤・交代制勤務の負担を軽減していく対策が欠かせない．

③夜勤・交代制勤務の負担軽減は，個々の職員や職場全体がより快適な方向に向かうためのWLB推進の一環として行われる必要がある．

3 看護職の心身の健康状態

わが国の長年の看護職不足は，慢性的に続いている．24時間・夜勤を伴う勤務，さらに看護業務特有の煩雑さ，時間外勤務，超過勤務等の労働基準法違反による過重労働は，看護職の心身の健康を害している．次の2つの調査結果を示す．

a 日本医療労働組合連合会「看護職員の労働実態調査」，1988（昭和63）年と2009（平成21）年（27,545名）の比較

妊娠時の状況として流産 3.7→11.2％の増加，切迫流産 24.3→34.3％の増加，となっている．また慢性疲労は 66.3→73.5％の増加となっており，2009年では，強い不満・悩み・ストレスがある者は71.1％となっている．

b 日本医療総合研究所調査，2012（平成24）年〔3,500名（2,000名有効回答）〕

病院に勤務する看護師の68.1％は腰痛を有し，その4名に1名は「時々休憩をしないと仕事が続かない」ほどの強い痛みがある（日本経済新聞 2013年10月8日）．

4 看護職のWLBの実現と基本原則

前述の「夜勤・交代制勤務に関するガイドライン」作成委員であった原田は，「2階建て構造」でWLBを説明している．つまり，1階の基礎部分ができていなければ，2階（WLB）は実現しないと述べている[9]．

1階の基礎部分とは，①タイムマネジメント（長期労働の見直し，休憩・休暇を確実に取得できる職場環境），②適切な労働時間内での業務遂行方法の見直し，③労働時間，労働者の能力を適切に勘案した業務配分，それに見合った評価方法の構築，である．

＊

看護職のWLBのキーワードは，①看護ケアの充実感，②看護職としての責任を果たす達成感，③ライフスタイルに即した働き方の選択，である．

看護管理者の責務は，看護の質と医療安全の確保である．そのためには，①勤務体制の適切な人数と看護師の能力・熟練度とのバランス配置，②交代時における患者情報・アセスメントの伝達の保証，③病院長・副病院長・看護部長・事務長間における労働基準法違反の危機感の共有・改善，等を行うことが重要である．

事例で理解を深める

事例　業務の多忙とニアミス
確認を怠ったことによる患者間違い

　A看護師から点滴ボトルを渡され，「昨日個室に入院した若い患者さんに，点滴をお願いね」と頼まれた．準備を整え，いよいよ管をつなげようとしたときにふと，ボトルにマジックで書かれた患者名が気になった．10代後半の若い女性患者なのに，高齢者のような名前だった．

　念のために患者に確認すると，まったく違う名前であることがわかった．点滴内容は，その患者のものだったが，ボトルを準備した際にA看護師が患者氏名を誤って記入したらしい．「ナースコールに呼ばれるなど，忙しい最中だったので，隣に置かれていた他の伝票の名前を転記してしまい，それを確認する余裕もなく，ボトルを渡してしまった」と言う．

　なお，A看護師は昨夜の準夜勤で入院患者が急変し，その対応で帰宅が遅くなったために睡眠不足で疲れていたという．

倫理的視点
- ▶点滴の準備中などの業務の中断は，ミスを誘発する．
- ▶不明瞭な指示は，患者を誤認しやすい．「若い患者」ではなく，必ずフルネームとする．
- ▶時間外勤務の持続は，心身の健康を害する．とくに不健康な状態での看護は，患者の安全を脅かすことがある．

解説

　厚生労働省は2001（平成13）年，国民の医療に対する信頼の確保および医療の質の向上を目的に，医療事故，ヒヤリ・ハット事例の収集，分析を行った．2004（平成16）年からは，財団法人日本医療機能評価機構が引き継ぎ，参加登録申請医療機関から得た情報を分析，その結果を年4回公表している．本報告において，事故発生要因で一貫して高率を占めているのが，治療・処置の「確認を怠った」である．

　医療機関におけるWLBの遂行には，組織的視点によるヒューマンファクターの分析が重要になるだろう．本事例のミスは，医療では「看護業務の中断」に相当する．このようにして行われた業務の移管は，看護者のヒューマンファクターによる事故を誘発する．

　「ナースコール」は，看護者を必要とする患者のサインである．最優先し，すみやかに対応する責務がある．

　なお，薬剤師は「チーム医療」の主要なメンバーであることから，点滴液の混注などの準備は役割分担の検討が期待される．

13条 看護者は，社会の人々の信頼を得るように，個人としての品行を常に高く維持する．

要点
1. 個人としての「品行」を高く維持するように努める．
2. 専門的知識・技術とともに誠実さ，礼節，品性，清潔さ，謙虚さなどに支えられた言動を身につける．
3. 看護者の社会的使命と社会的責務に「誇り」をもつ．

解説

　社会生活は，人々との信頼を基盤にした相互依存関係で成り立っている．どのような対象であれ，信頼は普遍的であり，その根幹は「品行」にあるといえる．

　ICN看護師の倫理綱領「看護師と実践」には，「看護師はいかなるときも，看護職の信望を高めて，社会の信頼を得るように個人としての品行を常に高く維持する」と述べられている．品行とは道徳的観点からみたよい行いのことであり，わが国では古くから，日常的に人柄を評する形容として，「品行方正」などと使われてきた．

　人々が求める「看護師像」は，優しさと思いやりがあり，信頼できる人物である．人は病むと誰もが不安に押しつぶされ，平常心を失う．それを全面的に受け入れることができる人の根幹には品性が必要である．品性は日常の生活のありようを通して身につくものである．

1　日本の文化と品性

　患者を「理解する」というが，他人の内面を正しく理解することは難しく，不可能に近いことを，まず認識する必要がある．患者を理解しようとする思いやりの姿勢と理解に近づくための努力が看護師には必要であり，共感できる感性を磨くことによって，相手の気持ちに近づくことができる．

　昨今の脳科学，情報科学の進展によって，相手の気持ちに共感する前頭葉神経細胞のミラー・ニューロンの存在が明らかになっている．他者の意図を理解するためには，共感することが必要である．日本人同士が，意識・無意識にかかわらず，根底に共通する環境・文化の影響を受け，感性・生命観をすでに共有していることは，共感の手掛りとして大きな要素となる．

　日本的生命のパラダイムは心身一体である．自然に対する畏敬の念を語る場合でも，西洋文化では「湖に竜が宿る」という感覚で語られるが，日本においては河や山のすべてが生きているという自然との一体感がある．また，日常的に用いる言葉の「もったいない」は，単なる倹約精神ではない．「もったい（勿体・物体）」とは，そのものが本来もってい

る価値を意味している．本来の価値を尊重する感性は，モノにも「命」を認める生命観である．

食事前，「いただきます」と軽く一礼し，食後に「ごちそうさまでした」と言うことは，食材の命への礼であるとともに，食を支える農民，漁師，そして食卓をともにする家族らに対する感謝の気持ちの表れでもある．さらに日本固有の「型」と「間」は，人としての道（倫理）に通じる．

私たちの日々の生活は，日本文化の「型」を伝承している．四季折々の草花の性質と色彩の調和は，人間の能力を引き出す教育にも通じる．自然に育まれた生命観は，私たちの心の中に生き続けている．「日本的合理性」は，欧米人の「近代合理主義」に比べて，人の気持ちを考え，周囲の人に対して気遣うことができる思いやりがある．「思いやり」こそが品性である．

品性と看護の科学的コミュニケーションスキルが融合した看護を提供することで，患者は，安心して「身を任す」までの信頼関係を築くことができる．コミュニケーション力は，説明力でもあり，相手の心を推理・考える論理的思考能力でもある．修練によって品性ある看護師となることができる．

2 保助看法と品性

品行とは品性に基づく行為であるが，保助看法第14条では，品性の損失として次のように定められている．

保健師・助産師・看護師は「品性」を損するような行為があった場合は，厚生労働大臣による①戒告，②3年以内の業務の停止，③免許の取り消しなどの処分規定がある．本条での品性とは，法に抵触する犯罪・不正等である．看護倫理審査委員会で検討され，処分が決定される．

同様の規定は医師法（第7条の2），歯科医師（第7条の2）でも定められている．

事例で理解を深める

事例　信頼と看護力
災害時の看護師としての貢献

東日本大震災が起こった2011（平成23）年3月11日は，私は勤務が休みで市内に買い物に来ていた．突然の大きな揺れに驚き，無我夢中で高台まで逃げた．高台から見る街の姿の変わり様にしばらくは呆然と立ちすくんでいたが，子どもの名前を叫ぶ大きな声に我に返った．人だかりに駆けつけると，ぐったりとした乳児を抱きかかえた女性が，大声でその子の名前を叫んでいた．

私はとっさに「私は看護師です．赤ちゃんをみせてください．」と叫び，母親から乳児を預かった．乳児は泥水に浸かり，口と鼻に泥が詰まっていた．口の中の泥は指でかき出し，鼻に詰まっていた泥は口で吸って取り除いたところ，乳児から泣き声が出た．

私が看護師であることがわかると，怪我を負った人や水に浸かって身体が冷えた高齢者など，多くの人が私のもとに運ばれてきた．医療器具も何もない状況であったが，地域の住民の協力を得ながら，看護師である自分ができるだけのことをしようと自分を奮い立たせた．

倫理的視点 ▶ 品性の根幹は，相手に対する思いやりであり，かつ，いかなる状況においても状況を素早く判断する力，救命の創意工夫ができる力，そして実践力を有することである．

解説　2011年3月11日14時46分，M9.0の東北地方太平洋沖地震が発生し，大津波の襲来となり（東日本大震災），1万8,958名の生命が失われた．行方不明者は2,655名である（平成26年3月1日現在）．

　災害被災者でありながら，当地の看護師らの活動は称賛に値するものであった．的確な判断力，行動力は，者の安心と信頼になっていた．

　品性の根幹は，相手に対する思いやりであり，かつ，いかなる状況においても，思いやりは「揺るがない」．

　なかでも，「乳児の鼻の泥を口で吸う」という即座の行為は，命に対する尊厳の表出である．なおこの泥には，重油等の不純物が混入していた．このような行為は，誰にでもできるものではない．たとえ優秀な看護師であったとしても，誰もが同じ行為をとれるとは限らない．

　地域住民からの期待と信頼の高まりは，乳児の救命に誠実な姿勢をみてとったからであろう．信頼はこの看護師の誇りとなり，プロとしての意識と覚悟の原動力となった．

---

column　災害と心的外傷後ストレス障害（PTSD）

　幼い子どもが性的虐待を受けると，その後の性格に重大な影響を及ぼすとし，これを「精神的トラウマ」と命名したのはフロイト（Freud）である．また1970年代，ベトナム戦争の帰還兵に多くみられた精神障害が注目され，1980年にアメリカ精神医学会によって心的外傷後ストレス障害（posttraumatic stress disorder：PTSD）という精神疾患として認定された．

　わが国では，1995年の阪神・淡路大震災をはじめ，地下鉄サリン事件，附属池田小学校事件，さらに2011年の東日本大震災の被災者や被害者，遺族，友人らの喪失体験に対する「心のケア」として，PTSDが広く注目されるようになった．

　PTSDのおもな症状は，①過覚醒症状（睡眠障害），②回避行動，否認，感情の鈍麻，③フラッシュバック，悪夢である．

　これらの患者に対する重要な支援は，彼らを孤独にさせないことである．

14条 看護者は，人々がよりよい健康を獲得していくために，環境の問題について，社会と責任を共有する．

要点
1. 人々が，健康で文化的な生活を享受する権利を擁護する．
2. 保健医療福祉活動を通して，環境破壊を防止し，保護する責務を果たす．
3. 病院や施設での社会的入院・入所に向けた対処について，社会と責任を共有する．

解　説

1　健康で文化的な生活を享受する権利の擁護

　日本国憲法では，第25条1項において「すべて国民は，健康で文化的な最低限度の生活を営む権利を有する」と定め，日本国民における生存権が保障されている．この生存権の記述は，当初，連合国軍最高司令官総司令部（GHQ）の草案にはなかった．しかし，当時の衆議院議員の森戸辰男による発案によって，25条として盛り込まれた．

　「生存権」とは，万人が生きる権利をもっているという信念を表す語句である．死刑，戦争，妊娠中絶，安楽死などの社会問題を議論するにあたって，重要な争点となる．国連の世界人権宣言の第2条においても，市民的及び政治的権利に関する国際規約（国際人権規約自由権規約）の第6条1項において，「人はすべて，生まれながらにして生きる権利を有する．この権利は法によって守られるべきである．誰もこの権利をみだりに奪ってはならない」と明記され，国連の全加盟国においても法的に強制できる権利となっている．

　人の生死にかかわる場で働く看護職においては，生存権の保障とのかかわりが大きい．とくに看護者の過重労働などとともに，弱い立場にある病者に対する生存権の保障問題が議論されることが多い．

　とくに近年では，在宅医療における看護業務の役割拡大が喫緊の課題になっているなかで，対象となっている患者の生存権に対して，看護者がどこまでの責任をもって在宅医療の現場で治療的にかかわることができるかなど，解決していくべき課題は多い．

2　環境破壊を防止し保護する責務

　看護者は，人々の健康を保持・増進し，疾病からの回復を図り，予防する責任を担っている．そのためには，健康を促進する環境を整備し，自然環境の破壊や社会環境の悪化に関連する課題に対して，地域社会における健康システムのマネジメントにおいて，中心的な役割を担う責務がある．

　具体的な方策としては，空気や水・安全な食物の確保，騒音対策など，人々が安心して生活ができるような身近な環境の調整，および地域での社会生活において，健康を保持・

図1　ナイチンゲールの環境論

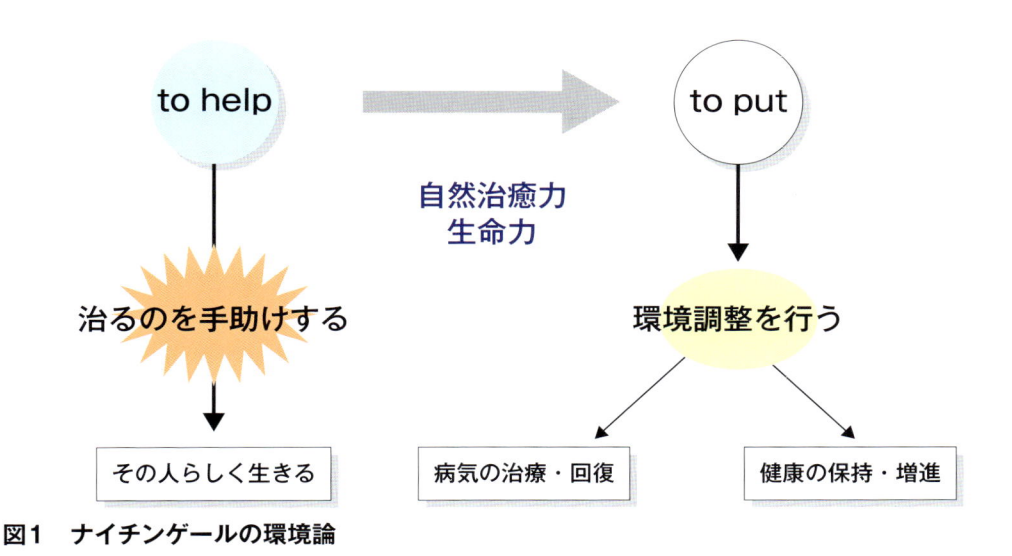

増進するための活動に取り組み，さらには広く自然環境および社会環境に対する管理的な問題解決に参画することも求められる．

看護理論においてナイチンゲール（Nightingale）は，環境論の立場にある理論家である．ナイチンゲールの環境論は，**図1**に示すように健康回復には，対象の自然治癒力を高めるための生命力（vital power）にはたらきかける援助として，病気からの治療を手助けすることのみではなく，療養環境における環境調整を行うことが，病気の回復や，健康の保持・増進に大きな役割を果たしているとし，環境調整の重要性を説いた看護理論である．

3　社会的入院と医原病

病気による入院などの生活環境の移行によって，超高齢社会では，多くの問題に直面している．その1つとして，「社会的入院（social hospitalisation）」は深刻な問題となっている．

社会的入院とは，患者が本来の治療目的で病院に留まるのではなく，治療の必要がないにもかかわらず，病院や施設から自宅に帰ろうとせずに長期入院を続けること，または，その状態のことを指す．超高齢社会において，このような課題の解決を図ることは，看護にとっても重要な事項である．

また，病院に入院してしまうことによって，患者は大きな環境移行を強いられる．急に管理される立場での生活となることより，環境への適応が間に合わずに病気からの回復も遅れ，現疾患が悪くなるばかりではなく，別の病気をも併発してしまうことがある．これは「医原病（iatrogenic disease）」と呼ばれ，今後，看護支援が必要な重要課題である．

事例で理解を深める

事例 病院改築への積極的なかかわり
患者・家族・医療者のニーズに応える療養環境の構築

　A病院では，30年前に建設した病棟の改築に向けて，新病院の構想を計画している．入院環境のアメニティの良否が，疾病の回復にも大きな影響を及ぼす原因となっていることが指摘されている．そこで，看護部に新病院構想にかかわる検討チームを設置し，新病院の設計のための具体案を提案することになった．

　検討チームでは，具体案として以下の項目が挙がった．
- 患者のプライバシーが保たれるような工夫．
- 未熟児退院を目指し，両親が泊まって夜間の育児体験ができる部屋．
- 医療者が医療処置で腰を痛めず，かつ患者がベッドから転落することもなく日常の起き上がりが楽な高さに調節可能なベッド．

　まず，検討チームは療養環境の充実に向けて，療養環境の快適性・安全性を最大限配慮しつつ，病院全体の計画との整合性を検討しながら，患者を大事にしている気持ちを建築に現したいと考えた．また，患者だけでなく，患者を支える家族・見舞客のニーズ，また地域の保健医療福祉の関係者等との連携活動も見据えて，幅広い利用者のニーズを満たす環境をつくりたいと考えた．

　具体的には，色彩やサインの計画にかかわったり，建築デザイナーとの共同作業を行うなかで，例えば患者のプライバシーを保ちつつ早期治療・回復を支援するための工夫として，部屋の中心に光源をおかず，ベッドエリアを中心に間接光を使い，パーソナルな読書灯との使い分けにより，患者のアメニティを確保することなどが挙げられる．

　一方で，病室では医療者が確実に医療を実施できる作業空間の確保も大事であるため，処置時は影の出にくい間接光と下向きの読書灯を併用し，輝度を抑えた配光により，周囲の患者がまぶしさを感じないよう配慮する方策を検討し，ベッドサイドでの看護や急変時の処置が容易なスペースデザインの配慮を提言した．

倫理的視点
▶ 療養環境の調整に務め，対象の健康回復に寄与する．
▶ 療養環境の快適性や安全面への配慮に積極的に取り組む．
▶ アメニティの確保に向けた生活環境向上への支援を行う．

| 解説 | 病院における療養環境の充実は，近年大きく取り上げられており，2001（平成13）年の医療法改正に伴って，1ベッド当たりの面積基準値の改定が行われ，スペースが広くなったことによって，さまざまなアメニティの向上を目指した斬新な病室設計のプランが実現し始め，それらは医療の安全面への確保にも大きな影響をもたらしている．

　また，病院の病室環境の評価基準では，空間の広さばかりではなく，快適性や美しさへのニーズも高まっている．近年の病院建築では，病棟・病室などのインテリアデザインなどにも配慮した室内環境の充実に目が向けられ始め，たとえ短期間の入院においても回復に向かうための生命力の向上につながるような工夫が多くなされるようになっている．

　今後，在宅での療養が多くなっていく医療環境においては，在宅看護においても，療養環境の充実に向けたはたらきかけは重要な課題となっていくであろう．

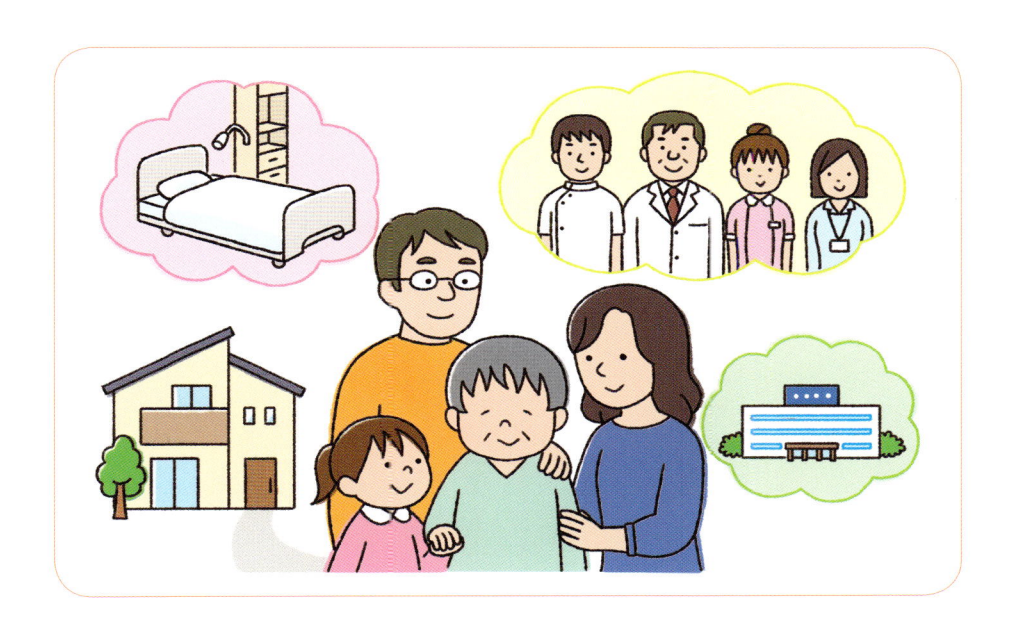

15条 看護者は，専門知識を通じて，看護の質を高めるための制度の確立に参画し，よりよい社会づくりに貢献する．

要点

1. 専門知識を生かした質の高い看護実践を維持し発展させる．
2. 社会の変化と，それらのニーズに対応できる社会システムの構築に向けた活動に参加する．
3. 看護専門職としての社会・経済・福祉制度への参加と，看護の質向上の推進を図る．

解説

1 質の高い看護実践の維持・管理

　医療の質は，看護実践の質によって大きく左右される．日本看護協会では，看護職が健康で安心して働き続けられる，よりよい労働環境づくりと，質の高い看護を目指し，2012（平成24）年度より「労働と看護の質向上のためのデータベース事業」に取り組んでいる．

　当該事業の目的は，看護実践をデータ化することによって，看護管理者のマネジメントを支援し，看護実践の強化を図るとともに，エビデンスのあるデータを有効活用し，看護政策の提言や実現を目指すことを目的としている．当該事業では，看護の質向上には，看護管理者のマネジメントを支援することが重要であるとし，そのための道具の1つとして，ITを活用する仕組みづくりを目指している．看護実践の良し悪しには，看護管理組織の質保証が重要な要素である．

　一般論として，マネジメントとは，さまざまな資源・資産・リスクを管理し，効果を最大化する手法のことである．マネジメントの役割とは，「組織（会社など）の目的を能率的に達成するために，組織の維持・発展を図ること」である．マネジメントされるべき対象は「ヒト」「モノ」「カネ」「情報」の4つである．経営管理論の世界では，これら4つのリソース（資源）を有効に活用し経営効率を最大化させる，としている．

2 社会福祉制度の変革に向けた活動への参加

　看護者は，質の高い看護を維持・発展させるため，保健医療福祉環境のなかで看護が果たすべき役割にかかわる社会システムや制度に関心をもち，対象とする地域社会の変化と，そこに暮らす人々のニーズをしっかりと把握し，専門的な知識を生かし，それらに対応する社会制度の整備の提案と，変革に向けて積極的にかかわり，その推進に努める．

　さらに，看護専門職の質および社会経済福祉条件を向上させるため，専門職能団体などの組織を通じて，よりよい健康社会づくりに

貢献することが求められる．

在宅医療への医療ニーズが増している今日，将来に向けた保健医療福祉制度の変革は急務である．とくに多死・少子社会の到来に向けた制度改革は，今後の社会ニーズへの対応において看護職の果たしていく役割は大きい．

首相官邸のホームページ[10]において，このような危機的な現状に対して，社会保障制度のあり方に関する検討の重要性について，次のように記されている．「昨年のわが国の人口は，初めて死亡数が出生数を上回り，総人口では約1万9,000人の減少となると見込まれるなど，人口は減少局面に入りつつある．急速な少子高齢化の進行により，年金，医療，介護等の社会保障制度は，給付の面でも負担の面でも国民生活にとって大きなウニイトを占めてきており，家計や企業の経済活動に与える影響も大きくなっている．このため社会保障制度に関する国民の関心は高まり，また制度の持続可能性の確保や世代間・世代内の不公平の是正が重要となっている．団塊世代が後期高齢者となる2025年（平成37年）も念頭に，今後の社会保障のあり方を考えるにあたっては，人口の高齢化や支え手の減少に対応した持続可能なものとすることが重要であり，給付と負担のあり方に加え，就業対策による担い手の拡大，関連する施策なども視野に入れて，一体的な見直しに取り組まなければならない．（以下省略）」

その対策として，年金改革，介護保険改革，医療制度改革，を軸とした改革案を打ち出している．とくに医療制度改革においては，以下の点が公約として掲げられている．

a 安心・信頼の医療の確保と予防の重視

質の高い医療サービスが適切に提供される医療提供体制を確立するとともに，疾病の予防を重視した保健医療体系に転換する．

b 医療費適正化の総合的な推進

医療費の伸びが過大とならないよう，糖尿病等の生活習慣病の患者・予備群の減少，平均在院日数の短縮を図るなどの計画的な医療費の適正化対策を推進する．

現役並みの所得がある高齢者の患者負担の3割への引き上げ，療養病床に入院する高齢者の食費・居住費の負担の見直し等の公的保険給付の内容・範囲の見直しを行い，効率化を図る．

c 新たな医療保険制度体系の実現

高齢世代と現役世代の負担を明確化し，公平でわかりやすい制度とするため，新たな高齢者医療制度を創設するとともに，保険財政の基盤の安定を図るために，都道府県単位を軸とする保険者の再編・統合を推進する．

d 療養病床の再編成

療養病床は医療の必要度の高い患者を受け入れるものに限定して医療保険で対応し，医療の必要度の低い高齢者は，老健施設または在宅，居住系サービスで対応するよう，所要の措置を講じ，効率化を図る．

＊

これらの制度改革のすべてにおいて，看護者のコーディネーターとしての役割が求められており，これらを保障していくための社会への貢献が看護者に求められている．

事例で理解を深める

事例 — 医療機関から行政への提案
地域医療体制の構築

在院日数の短縮に伴って，A病院では退院後の継続的な看護や生活支援の必要性と，そのあり方が求められていた．退院患者は，可能な限り住み慣れた地域・家庭において，家族とともに生活し，通常の社会生活を送ることを希望し，退院した後も退院した病院からの医療提供を望んでいる．そのためにA病院は，新たに訪問看護部門を設置し，在宅療養に向けた継続的な看護援助を行えるような準備を始めた．

しかし現状においては，在宅医療の質・量およびその提供体制は，十分に整備されておらず，地域での継続看護を実施していくうえで多くの問題を抱えていた．在宅医療の充実に向けた取り組みにおいて最も重要なことは，患者の精神的・身体的な自立を支援し，患者を含めた家族のQOLの向上を図ることである．それには，医療運営・管理上の問題の解決，行政や医療従事者側の意識改革，社会システムの整備，他職種連携体制の確立などが大きな障壁となっていた．

倫理的視点
- ▶施設からの退院後の継続的な看護や生活支援の方策を立てる．
- ▶在宅看護に向けた地域における看護体制を整備する．
- ▶行政や医療従事者の意識改革と，社会システムの整備や多職種連携体制を確立する．

解説

本事例のように，病院が主体となって実施すべき課題としては，急性期に対する診療機能のサポートがある．今後，病院での施設型医療が在宅医療にすみやかに移行するため，診療の継続や継続看護に向けた情報の一元化を図るなどの確立に着手していくことが求められる．

また，継続的な看護支援が必要な慢性疾患患者に対する医療提供体制においては，病院からの支援体制のみでは不可能である．このことから，地域での社会システムの整備は，今後の在宅医療においては必須である．

そのための対策として，慢性期の継続支援を専門的に行う在宅医療チームを結成し，患者・家族の多様なニーズに効率的・効果的かつ適切に対応するため，診療計画の情報共有，および看護職をはじめとする多職種連携を目的としたチーム医療への展開を，行政組織を巻き込むことも重要である．

さらには，患者とその家族の生活面をも含む支援システムの充実が不可欠

であることから，福祉や行政関連サービス等の連携と養成も含め，病院施設発の退院患者に対する継続的看護に向けた，次世代地域医療のあり方に対するモデルプランなどの作成も課題となる．さらには福祉施設の充実，社会福祉体制の整備，および患者を取り巻く地域社会・産業社会の理解などの必要性も含む今後の地域医療体制について，グランドデザインを策定し，行政に向けた提言を行うことも，看護の社会化にとって重要となるだろう．

引用文献
- 1条
1) 澤瀉久敬：医の倫理．p.7〜8，誠信書房，2007．
2) サラT.フライ，メガン-ジェーン・ジョンストン：：第2章 倫理の学派，「看護実践の倫理(Ethics in Nursing Practice: A guide to Ethical Decision Making)」第2版(片田範子・山本あい子訳)，p.19〜46，日本看護協会出版会，2005．
3) 小原信：状況倫理ノート．講談社，1974．
- 5条
4) 石井トク：情報と倫理．系統看護学講座 基礎分野 情報科学．第4版，p.102〜112，医学書院，2004．
- 6条
5) 石井トク，野口恭子：看護の倫理資料集―看護関連倫理規定／綱領／宣言の解説，第2版．丸善出版，2007．
- 9条
6) チーム医療推進会議ホームページ
   http://www.team-med.jp/philosophy より2014年10月7日検索
7) リウマチ医療連携の向上に向けて，ラポールNo.3．p.5，2013．
- 10条
8) 厚生労働省：新たな看護のあり方に関する検討会議事次第
   http://www.mhlw.go.jp/shingi/2002/06/s0624-2.html より2014年10月7日検索
- 12条
9) 原田博子氏に聞く：スタッフ一人ひとりを大切にし，働き続けられる職場づくりをめざして．看護管理21 (2)：113〜116，2011．
- 15条
10) 首相官邸：今後の社会保障の在り方について
    http://www.kantei.go.jp/jp/singi/syakaihosyou/dai18/18siryou3.html より2014年10月7日検索

3 領域別にみた看護倫理

成人看護

おもな倫理的ポイント

◆ 自己決定を意思尊重する．
◆ 疾患の受容とライフスタイルの変化の間にある葛藤を理解する．

解説

1 自己決定の意思尊重

　自己決定を尊重されることはすべての対象者にとって重要なことだが，成人期においては決定に至る過程に，多くの価値観が存在する．

　それらは必ずしも，看護者にも納得できるものであるとは限らない．しかし，本人の決定を尊重できるよう，対象者を理解する姿勢を忘れず，患者─看護者関係の信頼を築くことが必要となる．

2 疾患の受容と葛藤

　働きざかりであり，仕事や家庭のなかで自分らしいライフスタイルが構築されていく成人期において，疾患とその治療，療養生活によって，これまで築いてきたライフスタイルの変容を余儀なくされることがある．これは自分らしさを揺るがす大きな問題であり，葛藤を伴う場合も多い．

　看護者は対象者の疾患だけでなく，家族を含めた患者の情報を収集し，悩みや葛藤の理解者となれるよう心がける必要がある．

事例で理解を深める

事例1　患者・家族を支える看護師の役割
治療への希望を捨てない終末期患者

A氏（50代，男性）は3年前に肺がんを発症し，右下葉切除術を受けたが，リンパ節転移が認められた．化学療法と放射線療法が行われてきたが，転移が進み，末期の状態となった．余命は3か月程度で，これ以上の治療継続は困難と，主治医から本人および家族に説明があった．

A氏は，これまでに行った化学療法と放射線療法により免疫力が低下し，易感染状態にあるが，まだ治療への望みを捨てず，さらに強力な抗がん薬を用いた化学療法を望んでいる．

医師は，疼痛・苦痛の緩和を主眼とした終末期医療に移行してはどうかと家族に説明したが，家族は「本人の希望を尊重したい」という気持ちと，「苦しい治療にやせ細っていくA氏を見たくない」という気持ちの間で悩み，どうしたらいいだろうかと看護師に相談してきた．

倫理的視点
- ▶治療方針の決定者は誰か．
- ▶家族の悩みにどのように対応するか．

解説

1　治療方針の決定者

めざましい治療の進歩が，「がんは不治の病」という古いイメージを一掃させ，がんとともに生きる人々への支援が重要となっている．

しかし，どんなに医学が進歩しても，治癒できない病気があるのも事実である．治療を継続するか，緩和ケアに移行するかは，当然本人の希望により決定されるべきことだろう．

2　家族の悩みへの対応

家族の悩みは切実である．看護者は，家族のよき理解者となり，どんな決定になったとしても後悔のないよう，根気強く支援する必要がある．

また，家族を支えるのは看護者だけとは限らない．医師や薬剤師，管理栄養士，医療ソーシャルワーカー（medical social worker：MSW）など，決定に必要な情報をもつ専門職者とのコンタクトを調整することも，大切な支援である．

事例2　患者が意思表示できない場合の看護師のかかわり
異なる治療方針を望む家族への対応

　A氏（50代，男性）は仕事中に意識を失い倒れ，救急搬送された病院で，クモ膜下出血と診断された．

　倒れた直後から昏睡状態であり，声かけや痛み刺激への反応もなく，人工呼吸器を使用し呼吸管理を行っていたが，1か月後，医師から脳死状態と診断された．

　今後の方針として，治療の継続か中断か，家族の決断に任せられることになった．A氏には妻（40代），子ども2人（いずれも未成年）がおり，一家の大黒柱の突然の発症に混乱していた．

　1週間後，担当医師が今後の方針について妻の意思を確認したところ，妻と子どもたちは「このまま人工呼吸器を使用し，延命治療を望む」とのことだった．一方，A氏の両親は「治療の中断を考えている」とのことだった．

倫理的視点
- ▶患者本人が意思表示できない場合にどうするか．
- ▶家族が意思決定できるプロセスをどう支援するか．

解説

1　患者本人が意思表示できない場合の対応

　患者は，本人の希望する医療・看護を受けられることが保障されている．しかし，本人が意思表示できない場合がある．具体的には，胎児・新生児・乳幼児，認知症の高齢者，意識障害のある患者などである．そのような対象者に対して，どのように治療の続行や中断などの意思決定が行われるべきだろうか．

　近年，事前指示書（アドバンス・ディレクティブ）の認識が高まり，いざというときのために，事前に自分の希望を明らかにしておくことが広く行われるようになってきた．その内容は，望む治療と望まない治療に関してだけではなく，自分で意思決定や意思表示ができなくなった場合の代理判断者について，家族や大切な人たちにしてほしいこと，知っておいてほしいことなど，人生の締めくくりを自分らしく過ごすために必要なことが取り扱われる．

2　家族による意思決定への支援

　A氏は働きざかりであり，自分が急病で命の危機に陥ることなど，予想もしていなかっただろう．このような場合には，家族がA氏の今後の治療方針を決定することになる．

しかし，家族の意見が異なることもあるだろう．看護者は家族員それぞれの気持ちを重視しながら，納得が得られるまでのプロセスを支援する必要がある．

事例 3　患者教育における看護師の支援方法
自己管理が難しい2型糖尿病患者

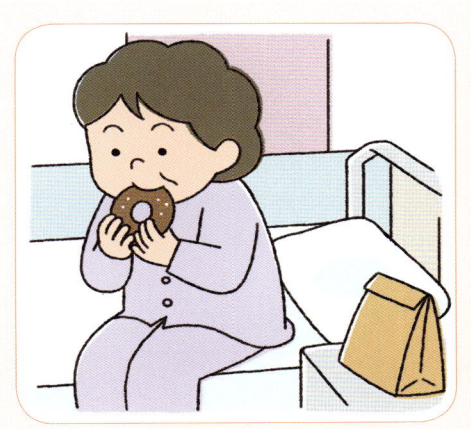

A氏（40代，女性）は，2人の子どもの世話と家事，パートの仕事に追われる忙しい毎日を送っていたが，一番の楽しみは甘いものを食べることであった．最近，疲れやすくなった自覚があり，ちょっとしたことで負った小さな傷が治りにくく，炎症を起こしてしまった．そのため，病院を受診したところ，2型糖尿病と診断された．

血糖降下薬の内服が開始されるとともに，食事に気をつけて運動を心がけるよう医師から指導されたが，A氏は甘いものを食べたくなってしまうのをどうしても我慢できなかった．HbA1c値は予想ほど低下しなかったことから，教育入院となった．

A氏を受け持った看護学生は，ベッド周囲の環境整備の際に，テレビの陰の紙袋に，お菓子やパンが入っているのを見つけてしまった．看護師に報告し，一緒にA氏に話を聞いたところ，「ついつい大好きな甘いものを食べてしまう．血糖が上がってもやめられない．自分の身体なのだから，自分で決める」と言う．

看護学生は「どうして禁止されていることをしてしまうのか」と，A氏の気持ちを理解することができず，これからどのようにかかわればいいのか，わからなくなってしまった．

倫理的視点
▶生活習慣を変えることの困難さをどう理解するか．
▶患者の葛藤を理解し，療養につなげるための方策は何か．

解説　生活習慣病とは，毎日の生活習慣の積み重ねによって引き起こされる病気で，糖尿病，脳卒中，心臓病，高血圧，脂質異常症，肥満などがある．これ

らの疾患は薬物療法だけでなく、生活習慣の見直しが治療の鍵となる。回復のためには食事や運動習慣の見直しによって、これまでのライフスタイルや価値観を大きく変容させなければならない．

一方で、そのことはこれまでつくり上げてきた自分らしいスタイルを捨て、生活のなかで優先するものを変えることを意味し、生活習慣を変えることの困難さを表しているともいえる．

1 生活習慣病の療養生活を支えるかかわり

教育入院をきっかけに、糖尿病と付き合いながら生活するうえで必要な知識を身につける患者も多くいる．その反面、退院しても生活の改善までには至らず、再度血糖コントロールが不良となり、教育入院をくり返す患者も少なくない．「好きなことをやめてまでよくなろうとは思わない」という人がいるのも事実であり、それは慢性閉塞性肺疾患（chronic obstructive pulmonary disease：COPD）と診断されても、喫煙をやめられない患者も同じである．

しかし、「わがままな患者」とひとまとめにしてしまったり、「なんとしても生活習慣を変えるように」という一方的な指導では、そのような人の療養生活を支えることはできない．患者が自分で自分のとるべき行動を理解し、実践に移せるか、またそれを継続できるかが、生活習慣病の療養生活において重要になる．そのプロセスを側面的に支えるかかわりが、看護者には求められる．

2 葛藤を理解し、一緒に考えていくことの重要性

事例のなかのA氏の発言の裏にある「思い」を考えてみよう．一見、「もう病気が悪くなってもどうでもいい、ほっといてくれ」と言っているようだが、甘いものを隠していて食べてしまうことに罪悪感があること、さらに「ついつい甘いものを食べてしまう」という、自分でもどうしていいのかわからない、コントロールできないつらさがあるとは、考えられないだろうか．

糖尿病の教育入院プログラムで糖尿病に関する知識が増えたとしても、「どうすればいいのかはわかっている、でもできない」という葛藤に向き合わなければ、病気の療養にはつながらない．自分のこれまでの生活を見直し、療養生活において病状を悪化させる行動を減らし、改善させる行動を増やすためには、具体的にはどのような行動の変容が必要なのかを患者とともに考えることも、教育入院中の大事な看護といえる．

看護者や看護学生は、A氏に合った方法で生活習慣を見直していく具体策を、一緒に考えていく存在であることが望まれる．

老年看護

おもな倫理的ポイント

- 患者はこれまで生きてきた社会文化的背景，生活様式など，積み重ねられた価値観をもっている．
- 自分の意思を表出できない状態になることが多い．
- 意思決定において，家族や医療従事者の支援が必要となる場合が多い．
- 人生の終焉のステージであり，自己実現することを尊重されるべき存在である．

解説

1 積み重ねられた価値観

高齢者には，長い人生経験のなかで培ってきた価値観が存在し，それは一人ひとり異なる．援助者には常に，相手の価値観を尊重した姿勢が求められる．

2 意思の表出困難

患者のなかには，言語障害・意識障害・認知障害だけでなく，精神疾患などによっても，自分の意思を表出することができない人が少なくない．

このような人々に向き合う場合，うまく表出できないものの自分の意思はある，ということを忘れないことが大切である．

3 意思決定への支援

高齢者では，自分で意思決定を行うことが難しいため，家族や医療従事者の提案に左右されることがある．

わかりやすい説明や理解度の確認をすることで，できるだけ自分自身で意思決定し，治療や療養生活の方向性を決めることができるよう支援する必要がある．

4 自己実現の尊重

「人は生涯発達し続ける存在だ」という認識が重要である．老いたからといって，当然のように大切なことをあきらめさせてはならない．自己実現に向かう存在として尊重され，支援される存在が高齢者である．

事例で理解を深める

事例 1　身体拘束の必要性
転倒をくり返す高齢者の身体拘束

A氏（80代，女性）は，特別養護老人ホーム入所中に転倒し，大腿骨頸部骨折をきたして以降，日常生活動作（activities of daily living：ADL）が低下してしまった．手術後，ADL回復のためリハビリテーション病院に転院したが，貧血もあり，歩行はふらつくことが多く，病棟内では車椅子を利用してもらうよう説明していた．

しかしA氏は，「車椅子は面倒くさい．私は自分で歩ける」と一人で勝手に歩行し，ふらついて転倒しているところを，何度か看護師が発見した．

このままでは再度転倒し，骨折や寝たきりになってしまう恐れがあると考え，A氏を車椅子に座った状態から立ち上がれないように，ベルトで拘束した．

倫理的視点
- ▶身体拘束がやむをえないと判断される場合の根拠は何か．
- ▶アセスメントとケアが，患者の意思に反していないか．
- ▶身体拘束に代わる方法を考えているか．

解説

1999（平成11）年3月に厚生省（現・厚生労働省）から，介護保険指定基準の身体拘束禁止規定を含めた省令が出ている．そのなかで，「対象者の生命または身体を保護するため，緊急やむをえない場合を除き，身体拘束や行動を制限する行為を行ってはならない」とされている．

この省令は介護保険施設を対象としたものであり，介護保険対象外の病院などの施設は適応ではないが，高齢者の自立と身体拘束の狭間で倫理的に適切なケアを選択する際には，視野に入れておいたほうがよい規定である．

1　身体拘束の「緊急やむをえない」場合とは

介護保険施設で原則禁止されている身体拘束には，いわゆる四肢の拘束だけでなく，ミトン型手袋の使用，立ち上がりを妨げるような椅子などの使用，介護衣（つなぎ）の着用，向精神薬等の過剰投与，自分の意志で出入ができない部屋への隔離（閉じ込め）も含まれている．

では「緊急やむをえない場合」とは，どのようなケースだろうか．判断の要件は3つある．1つ目は，本人または他者の生命または身体が危険にさらされる可能性が著しく高い「切迫性」，2つ目は，身体拘束や行動制限を行う以外に代替方法がない「非代替性」，3つ目は，身体拘束や行動制限が一時的な

ものであるという「一時性」である.

以上のように,身体拘束は看護業務の都合のためではなく,対象者の生命を守るためのやむをえない限定的な方法であることは,介護保険施設においてのみあてはまることではなく,病院等の施設での看護においても同様といえる.

2 「自立支援型」アセスメント

これらの視点に立って,この事例を考えてみよう.A氏は本当に,行動制限されなければならなかったのだろうか.

確かにまた転倒し,骨折してしまう危険性は高そうなので,看護者のアセスメントは適切といえる.しかし,「転倒させないために,身体拘束し,行動を制限する」という看護方法の安易な選択は,倫理に反している.

まず,「自分で歩きたい」というA氏の自立に向かう気持ちを理解し,支援しようというケアの大前提が存在していなくてはならないが,ここではあまり感じられない.「なぜ歩きたいのか」「安全に歩ける方法はないのか」「どの程度の介助があれば,安全にA氏の自立を支援することが可能になるのか」というアセスメントが不十分である.

危険だから行動制限するという「安全重視型」アセスメントに偏らないように,「自立支援型」アセスメントにも視点を広げ,もう一度,情報収集・判断を行うことが大切である.

3 身体拘束の代替方法

本事例は,身体拘束以外の代替方法が十分に検討されているとはいえない.A氏に,行動前に看護者を呼んでもらうなどの意思表示をしてもらう方法はないのか,それが難しいのであれば,行動を予測・察知できる方法はないのかを,これまでのA氏の生活の様子から得られる情報をもとに,分析して考えることが必要である.

対象者の安全と自立を両立することは大変難しいことだが,その判断は必ず倫理的視点に立って見極められるべきである.

事例2 自尊心を尊重したかかわり
看護師による言葉の虐待

A氏(70代,男性)は,半年前に脳梗塞を発症し,右半身麻痺となった.退院後は老人保健施設に入所し,リハビリテーションを行っているが,排泄,入

浴，更衣などのADLには介助が必要な状態である．
　特に排泄動作では，車椅子からの立ち上がり，ズボンや下着を下ろす動作に時間を要し，ときには間に合わずに下着を汚すこともある．換えの下着や更衣の手伝いを看護師Bに依頼すると，「また失敗したの？　トイレも自分でできないなんて……」と言われてしまった．
　看護師Bから何度もこのような言葉がかけられるようになって，A氏は自信をなくしてしまい，最近はリハビリテーションへの意欲も低下してしまった．

倫理的視点
▶高齢者への冷たい言葉が，心理的虐待につながっていないか．
▶高齢者の自尊心を尊重しているか．

解説
　高齢者は，疾病の発症や悪化に伴ってADLが低下するケースが多く，ADLの低下はQOLの低下をも引き起こす．
　ADLの低下から自分を卑下したり，自信をなくしたり，抑うつ状態になることも少なくない．高齢者自身が気にしていることを，看護者から冷たく指摘されたら，さらに落ち込んでしまうだろう．

1 高齢者に対する「心理的虐待」

　近年，高齢者への虐待の増加が社会的な問題になっている．2006年4月から施行されている高齢者虐待の防止，高齢者の擁護者に対する支援等に関する法律（いわゆる高齢者虐待防止法）では，虐待の類型を「身体的虐待」「介護・世話の放棄・放任」「心理的虐待」「性的虐待」「経済的虐待」と定義づけている．
　高齢者虐待防止法に基づく対応状況等に関する調査[1]では，最も多いのが「身体的虐待」と報告されているが，第三者が確認ができない状況にあるだけで，実際は「心理的虐待」も多いのではないかと推測される．

2 高齢者の自尊心を尊重するかかわりの重要性

　本事例では，看護師BはA氏の排泄の失敗を責めたのだろうか．ひょっとすると，独り言のようにつぶやいただけなのかもしれない．しかし，それを耳にしてしまったA氏の気持ちをまったく考えていないことは，大きな問題である．また，それを何度もくり返しているということは，実際に虐待の意思があったと思われて当然である．
　看護者は，ADLが低下した人の自尊心を傷つけたり，リハビリテーションの意欲を低下させることがないよう，日頃のかかわりや声かけには十分配慮する必要がある．

事例 3	家族への医療者としての支援 **不適切な後見人への対応**

　A氏（70代，女性）は3年前から物忘れがひどくなり，1年ほど前に認知症と診断され，薬物治療を行いながら自宅で暮らしている．

　夫が5年前に亡くなった後は，一人息子（40代）と2人で暮らしている．息子は働いておらず，A氏の年金で生計を立てている状態である．

　認知症が進行し，息子が任意後見人となった．ケアマネジャーBが訪問した際，A氏にデイサービスの利用を勧めたところ，A氏は「行ってみようかな」と言っていたが，息子は「金がかかるんだろう？　そんなところに行かなくていい」と言う．こうして，いまだにA氏は，デイサービスを利用することができずにいる．

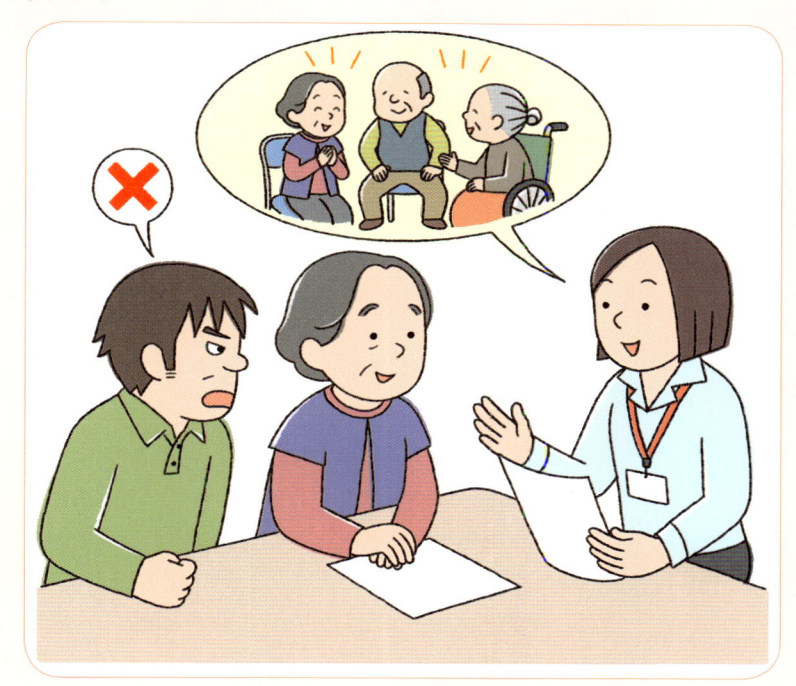

倫理的視点
▶成年後見制度，法定後見制度，任意後見制度を理解しているか．
▶後見人が不適切である場合，医療者としてどのように対応していくか．

解説　判断能力が不十分な人を保護・支援する制度として，成年後見制度がある．

1 成年後見制度

　成年後見制度は2000（平成12）年，従来の禁治産・準禁治産制度が改正されて発足した制度であり，認知症・知的障害・精神障害等により判断能力が不十分であって，意思決定が困難な者の判断能力について，「後見人等」が補っていく制度である．

　後見人等の職務としては，本人（被後見人）に代わって財産を管理することのほか，後見人が被後見人の生活・医療・介護などに関する契約や手続きを行うこと（身上監護）などがある．また，本人の権利を擁護することを目的として，本人に代わって本人の意思を代弁することも含まれる．

2 法定後見制度と任意後見制度

　成年後見制度は，法定後見制度と任意後見制度に大別される．

　法定後見制度とは，被後見人の判断能力が低下した後に家庭裁判所に選ばれた成年後見人等（成年後見人・保佐人・補助人）が，本人の利益を考えながら，本人を代理して契約などの法律行為を行ったり，本人が自分で法律行為を行うときに同意を与えたり，本人が同意を得ないで行った不利益な法律行為を後から取り消したりすることにより，本人を保護・支援することである．

　任意後見制度とは，本人が十分な判断能力があるうちに，将来，判断能力が不十分な状態になった場合に備えて，あらかじめ自らが選んだ代理人（任意後見人）に，自分の生活，療養看護や財産管理に関する事務について，代理権を与える契約（任意後見契約）を公正証書で結んでおくものである．これにより本人の判断能力が低下した後に，任意後見契約で決めた事務について，任意後見人が本人の意思に従って適切な保護・支援を行うことができる．

3 不適切な任意後見人への対応

　本事例の場合，A氏は認知症と診断されているものの，自分の意思を表出することが可能な状態である．しかし，任意後見人である息子がその意思決定を尊重していない．A氏の後見人としては，明らかに不適切である．

　まず，ケアマネジャーBは，A氏の意思を確認し，希望に沿ったサービス利用や日常生活が過ごせるよう，息子と十分に話し合っていく必要がある．

　なお任意後見制度では，任意後見人が任意後見契約で決めた事務について，家庭裁判所が選任する「任意後見監督人」の監督のもと，本人を代理して契約などを行うことが定められている．場合によっては，関係する多職種と協議したうえで，この任意後見監督人へのはたらきかけも必要になるかもしれない．

　「認知症高齢者は意思決定や意思表示ができない」と決めつけてはならない．その人らしさを支援するために，家族も巻き込んでケアの方針を考えていくプロセスを，看護者が担うことが望ましいと考える．

小児看護

おもな倫理的ポイント

- 子どもであっても（大人と同様に）一人の人間として尊重する．
- 子ども固有の権利の理解と擁護を行う．
  - ・成長発達の過程であることの理解
  - ・子どもが理解できるような説明
  - ・子どもが思いを表出しやすくするための支援
  - ・インフォームド・アセント
- 親やきょうだいの権利も尊重する．

解説

1 一人の人間としての尊重

子どもは「独立した人格の主体者」である．子どもは単に保護や援助を受けたり，大人が「よい」と考えることを押しつけてもかまわないような受身的な存在ではなく，「必要な保護や援助を求める能動的で主体的な存在」である．

つまり，親が子どもに関する決定をすべて行えるということではなく，子どもには子どもの権利があり，親はそれを擁護したうえで，子どもに関する決定のサポートを行わなければならない．

2 子ども固有の権利

子どもは発達の過程において，不当なことが行われていても気づくことができないことや，嫌なことがあっても訴えられないといったことがある．

医療者が倫理についてよく理解しなければ，対象者の人権を守ることはできないことをしっかりと認識する必要がある（p.99 コラム参照）．

3 親やきょうだいの権利

子どもは，家族と切り離して考えることはできない．子どもが病気になることで，親は精神的・肉体的につらい思いを経験する．また，親は病気を抱える子どもに目が向きがちになり，病気の子どものきょうだいに対する親のかかわりが低下することもある．

病気の子ども本人のことだけでなく，親やきょうだいに対しても支援していくことが必要である．

事例で理解を深める

事例 1　子どもの権利への支援
手術を受けることについて子ども本人への説明を拒否した親

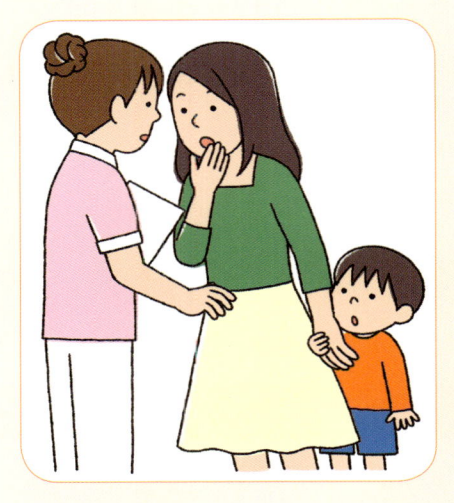

　5歳のA患児．扁桃摘出術のため予定入院してきた．看護師がA患児と母親に手術についての説明を行おうとしたところ，母親は小さな声で「この子には何も言ってないので，説明は私だけがうかがいます」と話した．看護師が「家ではどのように説明してきたんですか？」と尋ねると，母親は"病院に少しお泊りするよ．痛くないから"と説明してきました」と答えた．

　看護師は「A君はもう5歳で，ある程度理解できると思うので，説明したほうがいい……」と母親に言いかけたのだが，「手術なんて言ったら，この子がどんなに怖がるか．かわいそうですよ．麻酔をかけるんだし，眠っている間に終わるわけだから，知らないほうがこの子も余計な怖い思いをしなくてすむじゃないですか．この子に言うつもりはありません．主人ともそう話をしてきたので」と強い口調で言われた．看護師は「わかりました」と答え，母親だけに説明した．

　後日，同僚のスタッフに自分はどうすべきだったのかと相談したが，同僚からは「私たちは責任をとれないのだから，親に従うしかないわよ」と言われた．看護師はその後，子どもへの説明については親の意向に沿うこととし，特別なはたらきかけは行わなかった．

倫理的視点

▶子どもは，自分の身体のことやこれから起こりうることについて，きちんと説明を受けているか．また，「自分はどうしたい」という自分の思いを伝えることができているか．

▶親は子どもを一人の人間として尊重しなければならないということを，きちんと理解したうえで行動しているか．

▶看護師は子どもに説明する意義，子どもの権利について理解できるように，

親に説明しているか．

解説　看護者が患者の自己決定を尊重しなければならない理由は，医療や看護が行われた結果は，患者自身が引き受けなければならないからである．

患者が子どもの場合，医療や看護の結果を引き受けるのは子ども自身であり，したがって子どもが受ける医療や看護について，子ども自身の自己決定を尊重しなければならない．

しかし，「自己決定尊重の原則」は，判断能力が存在していることが前提であるため，子どもの発達段階においては，子ども自身の自己決定権を，完全に尊重することはできない．

1 親の理解を確認する必要性

子どもの自己決定を代替したり支える役割を担う親が，「子どもの権利を十分理解しているか」「子どもの最善の利益を保証したうえで判断しているか」「子どもにとって最もよい方法を考えることができるかどうか」という点が大切である．

私たち医療者には，親が「子どもをどう捉えているか」「子どもの能力を正しく評価できているか」「子どもの権利や，主体的に治療に取り組むことでの効果について，どの程度理解できているか」を判断し，不足していれば情報を提供することが必要になる．さらに，親の判断が子どもにとって最善とはいえない場合，看護者は子どもの安全を確保し，アドボケーター（権利を擁護する人）となることが求められる．

今回の事例のように，本人には何も説明されず手術が行われた場合，子どもは自分の身体に起きている異変に戸惑い，状況を理解したうえでその後の治療に主体的に取り組むことが難しくなるかもしれない．手術後に目を覚ました子どもは，「何が起こっているの？」と混乱するかもしれない．何も説明されないまま，管やチューブが身体に挿入され，痛みがあり，多くのことを規制されるのだから，これは当然の反応である．

親は「手術を受けると知ったら怖がるのでかわいそう」と，一見子どものことを考えたうえでの決断のように思われるが，子ども自身の権利を理解しているとは言いがたい．子どもが自分の身体に起こっていることと，それに対する医療行為を理解し受容することが，主体的に治療に取り組む過程において非常に重要であることを，理解していないようにみえる．

親は「つらい思いをさせたくない」「知らないで終わるのなら，それに越したことはない」など，親なりの考えや思いによって「説明しないこと」を選択していて，これは1つの自由な意見である．しかしこのような場合，医療者は親に正しい情報を与えたうえで，親に判断を求めることが必要である．

2 親に対する看護者のかかわり：アドボケーターとしての責任

強い口調で否定されるとそれ以上言えないという看護師の気持ちもわかるが，子どもの看護に携わる看護者は，アドボケーターとしての役割について十分理解し，その役割を遂行することが求められる．

子どもは「子どもの理解しうる言葉や方法を用いて，治療や看護に対する具体的な説明を受ける権利」を有し，「自分にかかわりのあることについての意見を表明する権利」をもっている．親がこれらのことについて十分理解し，子どもを主体的な人格の一人として捉え，子ども自身の最善の利益を考え，子どもの意思決定を代替したりサポートができるよう，医療者は親に対しても十分な説明を行う必要がある．

ただし，親は医療者の説明によって意見を左右されやすいこともあることから，医療者は個人的な価値観や見解で誘導することがないよう，十分配慮することが必要である．また，子どもの養育責任は親が担っており，親の子どもに対する権利についても配慮する必要があることも忘れてはならない．

---

column　インフォームド・アセント

自己決定権が尊重されるためには，自己決定が合理的な判断によってなされることが前提となっている．

インフォームド・コンセントの対象者は，「説明を理解する能力」「選択肢を選択する能力」「決定する能力」「決定に対して責任をとる能力」の4つの能力が備わっていることが条件とされているが，子どもはこの条件を満たしているとは限らない．

そこで，7～15歳未満の子どもには「インフォームド・コンセント」に対し「インフォームド・アセント（assent）」という考えを採用している．

アセントとは，「提案や意見などに対して，よく考えたうえで同意する，賛成する，要求を消極的に承認する」などの意味がある．つまり，自分に行われる行為について理解できるように説明され，その決断について了解することを意味する．

インフォームド・コンセントのように法的な強制力はもっていないが，子どもの権利についても理解と尊重が広く推し進められることが求められている．

3 領域別にみた看護倫理

事例 2　検査時の看護師のかかわり
説明もなく採血された子どもと，採血の場に同席できなかった母親

　3歳7か月のA患児は気管支炎で入院し，現在入院7日目である．学生Bは受け持ちから5日目である．

　朝の回診で医師から，「採血の結果次第で本日退院できる」と母親に説明があり，学生Bはベッドの上でおもちゃで遊んでいたA患児に「よかったね」と声をかけた．

　回診終了後，部屋担当の看護師がやってきて「お母さん，採血です．先生は採血が終わったら，すぐに外来に行かなければならないので，急いで処置室に来てください．Bさんは採血の準備をやってみましょう．すぐに来てください」と話した．

　学生Bは「Aちゃん，また来るね」と言い，急いで処置室に向かった．母親は「A，急がなきゃ」とA患児を抱きあげ，処置室に向かった．

　学生Bが処置室で待っていると，泣き叫ぶA患児を抱っこした母親が入ってきた．看護師は「では，お母さんは外でお待ちください」と声をかけ，母親は心配そうな表情で処置室を出て行った．

　採血終了後，BがA患児の部屋を訪室すると，A患児はBを見ようとしなかった．そのためBは，自分がA患児に何も説明していなかったことに気づいた．母親は「私も採血のときに一緒にいられればいいんだけどなあ」と話し，Bも「親が同席したほうが子どもも安心できるのに」と感じた．

　その日の午後，A患児は退院となったが，Bとは最後まで目を合わせようとしなかった．

倫理的視点
- ▶子どもへの説明は，子どもがわかるように行われているか．
- ▶採血の場に親が同席することについて，子どもや親の希望を確認しているか．
- ▶子どもが説明を受けていなかったことに気づいたとき，学生はどうすればよかったのか．
- ▶家族の思いや自分の気づきを誰かに伝え，よりよい看護に向けて改善しようとしたか．

解説

1　子どもへの説明不足

　この事例には，いくつかの問題が含まれている．まず，「採血の結果次第で本日退院できる」ということが，医師から母親に説明されている点である．もちろん母親に説明しないわけにはいかないが，子ども本人に対する説明の必

要性はなかっただろうか．

　親が子どもに伝えたほうがいいという場合もあるかもしれないが，親の説明とは別に，医療者は医療者として，患者本人に十分に説明する必要がある．例えば，「身体のなかのばい菌を調べて，ばい菌がいなくなっていれば退院できる」とか，「ばい菌を調べるには"採血"を行わなければならない」ということを，子どもが理解できるように，言葉や道具を用いて説明しなければならなかった．

　A患児は理由もわからないまま，痛みを伴う検査を受けることになった．患者が大人の場合，このようなことは起こりえない．「子どもであれば，説明の必要はない」のではなく，子どもだからこそ，状況から何かを推測したり，自分自身に置き換えたりすることは難しく，より具体的に，本人の状況に合わせて説明することが必要となる．

　学生Bも看護師から「急いで来て」と言われ，あわててしまったのかもしれない．しかし，実習でも第一に「患者のこと」を考え，行動することが必要だった．

　また，Bは医師から母親に説明があった後，「よかったね」とA患児に声をかけている．A患児が，医師から母親への説明を「これから自分に起こる具体的な内容」と捉えて理解できていれば，Bの「よかったね」という言葉は意味をもつが，おそらく遊びに夢中になっていた3歳7か月のA患児が，大人同士の会話を自分のことだと理解できたとは思えない．子どもの発達の状況を踏まえ，子どもには十分に向き合い，子どもの理解できる手法で説明しなければならない．

2 「子どもが家族と一緒にいる権利」の尊重

　処置室での「では，お母さんは外でお待ちください」との看護師の態度に関して，子どもの権利条約[1]では「子どもが親の意思に反して親から分離されないこと」が明記されており，日本看護協会小児看護領域の看護業務基準では「子どもは，いつでも家族と一緒にいる権利をもっている．看護婦は可能な限りそれを保障しなければならない」[2]とされている．

　本事例では，採血に親が同席することについて，本人や家族に意思の確認を行っていない．医療者に自らの思いや考えを伝えることができない家族は多く，何よりも子どもが痛みを伴う処置を受ける場合には，親も子どもも一緒にいたいと思うのが一般的である．子どもの採血などの場面に家族が同席することを嫌う医療者は少なくないが，子どもはいつでも家族と一緒にいる権利をもっており，医療者といえどもその権利を奪うことはできないはずである．

　採血とは，痛みを伴う処置である．子どもの採血は危険防止のため，検査

時に多くの医療者に囲まれ，身体を固定されることも多い．親が同席していないことで，子どもはより不安を感じ，泣き叫び，暴れ，固定する医療者は大勢で押さえつけることになるだろう．このような場面を想像すると，子どもは人間としての尊厳を尊重されているといえるだろうか．

3　子どもを一人の人間として捉え，誠意ある対応をとる必要性

学生BはA患児が説明も受けず採血されてしまった現実に気づいた後も，A患児へ謝罪をしていない．「子どもだから」と軽んじるのではなく，一人の人間として，誠意ある対応が必要だったのではないだろうか．

学生と子どもの間の信頼関係は崩れ，修復されることのないまま退院となってしまった．また，家族が表現した「私も採血のとき一緒にいられれば」という言葉を，学生という立場とはいえ誰とも共有せず，改善に向けて自分自身の意見の表明やはたらきかけも行っていない．

看護師は，他の職種も含めたチームで協働しなければ，質の高い看護を提供していくことができない．患者や家族の思いを知ったならば，それらを共有して代弁者となり，また意見を交わしながら，より高い水準の看護を追求していく必要がある．

学生という立場で難しいと思われることもあるが，専門職を目指す者として常に考え，行動を起こすことは非常に重要である．

事例 3　**平等な看護の提供**
自分の子どもと他の子どもへの病院スタッフのかかわり方に差を感じた親

A患児（11か月）は川崎病であり，現在入院8日目で，2人部屋で母親が付き添っている．

同室にはB患児（9か月）が入院しており，母親と祖母が交替で付き添っている．B患児は鎖肛のため，出生直後にストーマ造設術を受けて1か月入院した．退院後は自宅で生活していたが，根治術を受けるために再入院してきた．入院は2回目で，前回長期に入院していたこともあり，看護師や医師，保育士はB患児の家族ととても親しく話をしている．

A患児を受け持っていた学生Cは，A患児の母から「看護師さんたちはBちゃんが大好きみたい．いつもBちゃんのところに遊びにくるもの．Aのところには検温のときにしかこないのにね」との言葉を聞いた．意識して様子を見ていると，看護師や保育士はB患児とその母親に頻繁に声かけしており，A患児と母親とのかかわり方との違いを感じた．

確かに，B患児の家族は人柄がとてもよく，話題も豊富で話がしやすい．B

患児もいつもニコニコしており，慣れているためか検温なども泣かずに行うことができる．
　CもA患児よりB患児を受け持ちたかったと感じていたが，患者と家族に平等な感情をもっていない自分に気づくとともに，医療スタッフの患者へのかかわり方に差があることに，「これでいいのだろうか」と疑問を感じた．

倫理的視点
- A患児とB患児に平等に看護を提供できているか．
- 患者や家族は看護に不満を感じていないか．
- 患者や家族が不平等を感じた原因は何か．

解説
　本事例は，見落としがちで気づきにくい「平等な看護の提供」に反した行動の1つの事例と考えられる．本事例での問題は，医療スタッフの行動や言動からA患児の母親が，「医療スタッフが自分たちよりBちゃん家族のほうを好んでいるのではないか」と感じていることである．

1　親密な患者・家族との「距離」

　B患児は過去に1か月という長期の入院を経験しており，B患児やその家族と医療スタッフの間に信頼関係が形成されていた．また，その後も外来通院を継続していたB患児は医療者にも慣れ，笑顔も多く，家族もとても話しやすい．そのため，医療スタッフはB患児のベッドサイドで過ごす時間が自然と多くなっていったと思われる．
　このような事例は，患者が子どもの場合に限らずよくあることといえる．以前入院していた患者が入院してくると，何となく親しみもわき，前回の入院時の話や退院後の生活の様子なども含め，話題が豊富になる．また，誰しも「何となく好感がもてる人」「会話が合う人」という人はいるもので，例えば同じクラスメイトのなかでも，「自分と話が合うな」と思えば次第に交流も深まり仲がよくなって，一緒に過ごす時間が多くなるものである．
　看護者といえども「話がしやすい患者」「愛想のよい患者」には好感をもつのは当然である．また逆に，「あまり会話を交わしてくれない患者」「無愛想な患者」には，なかなかベッドサイドに足が向かなくなるものである．しかし看護を提供する際，「話がしやすい患者」と「話が弾まない患者」との間に差が生じるということは，許されることなのだろうか．

2　「平等な看護の提供」の意味

　「平等な看護の提供」とは，すべての患者に同じ時間，同じように接することを意味しているわけではない．重症度が高く，医療行為を多く必要とする

患者の場合，看護者が患者のそばで看護を提供する時間は多くなる．また，自分で身の回りのことができる患者と寝たきりの患者では，看護者の行う看護ケアの内容には当然，差が生じてくる．

しかし，それは「不平等な看護」ではない．平等な看護ケアを提供するとは，同じ看護を提供することではなく，「その患者と家族にとって必要な看護を提供すること」と考えるべきである．さらにそれは提供する側だけの判断ではなく，患者・家族側も不平等さを感じないことが大切になる．

3 「不平等さ」を感じさせてしまったわけ

本事例で，A患児の母親はなぜ不平等さを感じたのだろうか．ベッドサイドにいる時間の長さだけの問題ではなく，おそらく自分たちが受けている看護に満足していないことが背景にあると考えられる．

入院数日前から体調不良であったA患児の看護に疲れ，入院後もずっと一人で付き添いを続けていた母親は，身体も心も相当疲弊していたのだろう．子どもと二人の生活で，不満を訴える相手もなく，世間話をすることもないなかで「自分も話を聞いてほしい」という思いが強かったのではないだろうか．つまり，A患児の母親にとっては「話をきいてもらう」という看護が必要であり，それらが満たされていればB患児の家族と話をしている医療スタッフに対しても，不平等さや不満は感じなかったと思われる．

ただし，「訴えが多い患者がいつも優先される」ということは避けなければならない．自分から不満や意見を訴えられる患者もいれば，なかなか自分の思いや感情を話せなかったり，遠慮する患者もいる．

看護者は常に，「患者と家族に必要な看護を提供できているか」を自分に問いかけながら看護を提供するとともに，「患者や家族はどのような思いで生活しているのか」を考えながら，必要な看護を心を込めて提供していくことが求められる．

---

column 児童の権利に関する条約（子どもの権利条約）

子どもは成長や発達の過程にあり，一人の人間として自立していくうえで必要な権利をもっている．これらは「児童の権利に関する条約（子どもの権利条約）」で，「生きる権利」「育つ権利」「守られる権利」「参加する権利」として保証されている．

より具体的には，「意見を表す権利」「適切な情報を入手する権利」「健康でいられるように治療を受ける権利」「教育を受ける権利」「休んだり遊んだりする権利」などがある．

母性看護

おもな倫理的ポイント

◆ いのちを考える原点である．
◆ 母親の権利と胎児の権利を考える．
◆ 人格形成のスタート地点：母子関係を支える．
◆ 女性と家族の意思決定を支える．

解説

1 いのちを考える原点である

　生命が誕生する場面が対象となる母性看護では，健康な児の出生とともに，先天異常や死産あるいは母体の死亡など，「生」と「死」が隣り合わせの現状がある．「いのち」を考え，それに向き合う原点となる領域であるといえる．

2 母親の権利と胎児の権利を考える

　出生前診断や人工妊娠中絶，合併症妊娠を継続するかの判断などにおいて，一般に母親の自己決定権と胎児の生存権という相反する価値観の対立が起こる．母性看護学領域では，母児双方の権利を同時に考える倫理的ジレンマに遭遇することが多くなる．

3 人格形成のスタート地点

　児童虐待が世代間連鎖をするように，幼少期の母親との関係は，その後の子どもの人格形成にとって大きな影響をもたらす．いのちを産み育てることを支える母性看護では，その母子関係の構築過程を見守り，支援することが大切な視点となる．

4 女性と家族の意思決定を支える

　これまですくい上げられなかった女性の声が，近年のリプロダクティブ・ヘルス／ライツという概念の普及によって尊重され，その自己決定権が保障されるようになってきた．しかし，新しいいのちを産み育てるには，女性とともにパートナー，家族の協力が不可欠である．彼女たちが納得のいく意思決定が行えるような支援が，母性看護領域では重要となる．

事例

事例 1　情報の扱い方と家族への看護支援
外表奇形を有した児の誕生に対する驚愕とうわさ

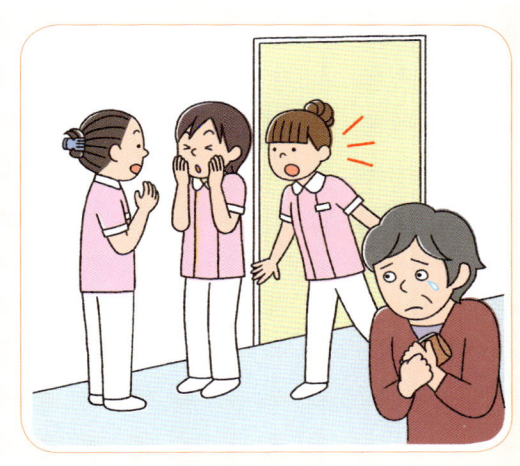

産科病棟で実習中の学生Aは，昼食に行く途中，同級生で内科病棟で実習中の学生Bと病院内の廊下でばったり会った．周りに人がいるため小さな声ではあるが，「今日の午前中に出産の見学ができたんだけど，生まれた赤ちゃんの口が裂けてて（口唇口蓋裂），もうびっくりしちゃって」と学生Bに話した．学生Bは驚き，大きな声で「えっ！どんな感じだったの」と話した．そこに学生Bと同じ病棟で実習している学生Cが来て，「なに，なに？　どうしたの？　赤ちゃんの口が裂けてるってどういうこと？」と話し出した．

出産に駆けつけた家族は，突然の新生児の奇形の状態に動揺しながら，差し入れの飲み物を買いに売店に向かっていた．母親の実母がちょうど学生たちの近くを歩いており，そのやりとりの端々が聞こえていた．

倫理的視点
- ▶実習中に知りえた個人情報を不用意に漏洩していないか．
- ▶適切な場所と方法で学びを共有しているか．

解説

口唇口蓋裂は，日本ではおよそ500～700人に1人の頻度で出現する先天異常で，心室中隔欠損に次いで出生数の多い先天異常といわれている．授乳の困難さ，外科的矯正の必要性，言語障害や滲出性中耳炎の発生のしやすさなどから，早い時期からの養育支援が不可欠であるが，口唇口蓋裂の治療は近年進歩しており，個々の成長や発達に合わせ，総合的な診療やケアが提供できる状況にある．

1　患者の個人情報であるという意識

出産に立ち会った学生Aは，「今日の午前中に出産の見学ができたんだけど，

生まれた赤ちゃんの口が裂けてて，もうびっくりしちゃって」と，「先天奇形の出生」という出来事に衝撃を受け，出産を終え，心理的な危機状態におかれている母親について思いをめぐらすことができない状況となっている．

また，「生まれた新生児が口唇口蓋裂であった」というその家族にとっての個人的な情報を，不特定多数が利用する病院内の廊下で学生Bに話している．学生Aは小さな声で話をしており，看護学生として実習という学びの機会に知りえた情報を，このように漏洩することは好ましくない．これは，「えっ！どんな感じだったの」と大きな声で答えた学生B，「なに，なに？ どうしたの？」と話す学生Cの態度についても同様である．

2 情報をどのように学びとして共有するか

口唇口蓋裂は，超音波検査機器の進歩により，出生前に診断されることも多くなってきたが，この事例の家族は，妊娠中からわが子が口唇口蓋裂であることを知らず，出生時に初めてその事実に直面した．長い妊娠生活の後，やっと出会えたわが子に奇形があるという突然の出来事に，家族は驚き，大きな衝撃と悲しみを受けたと思われる．そして医師や看護師の言葉や対応に敏感となり，不安な時間を過ごすことになっただろう．医療者はこのような母親や家族の心情に思いをはせ，理解する姿勢が重要となる．

このように先天奇形児の出産場面は，その母親と家族に対する看護ケアを考えるうえで，看護学生にとって非常に学びが多い事例である．よりよい看護や学びに向けて情報交換することは大切なことであるが，その際は，情報が守られる場において，カンファレンスなどの話し合いによって行われる必要がある．実習記録などの置き忘れなどにも，十分な注意が必要である．

事例 2　死亡児に対する尊厳と両親へのかかわり
死産・死亡児に対する医師・助産師らの無関心

妊娠中期の妊婦健診で子宮内胎児死亡の診断を受けた19歳のA氏．パートナーとは出産後に入籍予定となっていた．突然のお腹の中のわが子の死に対し，状況を冷静に判断できず，何も考えられない状況となっていた．そのため一見すると悲しみを表出することもなく，淡々と死産に向けての処置を受けているような行動をとっていた．

分娩室でA氏は，パートナーの立会いのもと，数時間かけて胎児を娩出．その場に同席した医師と助産師は，死亡児を膿盆に載せ，A氏に会わせることなく別室に運んでいった．そして，分娩室の外で「淡々としていて悲しんでいないようね．結婚する前だったからよかったんだわ」と医師と話していた．

倫理的視点	▶自分の価値観で，A氏やパートナーを捉えていないか． ▶亡くなった児を膿盆に載せるなど，児に対して尊厳をもってかかわっているか．
解説	19歳のA氏は未婚であるものの，パートナーとは出産後に入籍予定であり，生まれてくる子どもをパートナーとともに育てていく準備をしていたと思われる．またA氏のパートナーは，分娩にも立会い，A氏を支えようとしていることがうかがえ，A氏とともにわが子を迎えようとしていたことが予測できる．しかし，A氏は妊娠中期の妊婦健診で突然，お腹の中のわが子が亡くなっていることを告げられた．喜ばしい誕生がくり返される産科領域で，突然に告げられたわが子の死．その現実を即座に受け入れることはできず，A氏は一見すると淡々としていると思われる行動をとっているようである．

1 自分の価値でA氏とパートナーを捉えていないか

大切な人を失うことに伴う大きな悲しみを「悲嘆」という．その最初の段階では人は呆然・無感覚の状態となり，冷静に現実を受け入れているようにみえる．しかしそれは，死があまりにも衝撃的であるためはっきりと反応が現れない「ショック期」の症状であり，A氏の反応はまさにこの症状であると考えられる．

分娩に同席した助産師の「淡々としていて悲しんでいないようね．結婚する前だったからよかったんだわ」という発言は，「未成年」「未入籍」からもたらされる先入観そのもので，A氏やパートナーの悲しみを理解しようとする姿勢が感じられない．ありのままのA氏やパートナーの実情を理解し，支援する姿勢が，助産師には必要である．

2 亡くなった児に対して尊厳をもってかかわるとは

A氏が数時間かけて出産した児は，A氏とパートナーにとっては，たとえ亡くなっていようとも大切な「わが子」であることには変わりはない．母性看護領域における子どもの死は，その親にとっては誕生と死を同時に経験する出来事といわれている．悲しい出来事ではあるものの，一方で「生まれてきてくれた」「やっと会えた」という出会いの場でもある．分娩室にいた助産師が死亡児を，通常，汚物などの処理に使用する膿盆に載せた行為は，まさにこの視点が欠落した状況といえる．

このほか，児の尊厳を守る具体的なケアとしては，母親やパートナーと児との対面などがある．この際は，母親とパートナーの意向を十分に確認しつつ行うことが前提となる．助産師は亡くなった児をA氏たちに会わせること

なく別室に連れていったが，児は数日後には火葬されて姿かたちがなくなってしまう状況であることを念頭におき，母親・父親と子どもがしっかりと対面し，確かに宿ったいのちであることを体感できる支援が必要となる．

　児を温かいタオルで包み，温めた産着を着せ，A氏とパートナーに抱っこしてもらう，ベッドに寝かせ，いつでも触れあえる環境をつくることが大切である．また，髪の毛や臍の緒，爪，手足型など思い出の品となるものを残すこと，沐浴や着替え，授乳など親たちが「親としてできること」を経験できるようにすることも大事である．母親やパートナーの意向を最優先としながら，十分なインフォームド・コンセントに留意し，これらの選択肢を提示することが，児の尊厳を守ったケアにつながるといえる．

事例 3　患者の立場に立った支援　母乳授乳の強制

　長時間に及ぶ出産を経験した産後3日目の初産婦A氏．妊娠中から母乳栄養での育児を希望し，乳頭ケアを積極的に行っていた．出産後，1～2時間おきの授乳を行っていたが，A氏の乳頭は陥没乳頭で硬めでもあり，新生児に乳頭をなかなかくわえさせることができず，夜間もほとんど寝ることなく過ごしていた．

　これを見かねた実母が，「赤ちゃんを少し預けて眠ったらどうか」と提案し，看護師に相談した．しかし看護師は，「今ががんばりどころ．吸わせ続けていれば必ず母乳は出るから．がんばって」と言い，部屋を出て行ってしまった．

　A氏は泣く新生児をぎこちなく抱きあやしながら，実母とともに途方に暮れていた．

倫理的視点
- ▶A氏の心身の状態について，適切なアセスメントを行っていたか．
- ▶看護者の価値観を押し付けていないか．

解説
　A氏は産後3日目で，初めての出産が長時間にわたったものの，出産後も母乳影響の確立に効果的といわれている頻回授乳を続けている．A氏は妊娠中から希望していた母乳栄養の確立に向け，必死に取り組んでいる．

1　A氏の疲労状況についてのアセスメント

　A氏の授乳や身体的な状況については，硬めで陥没乳頭というA氏の乳頭の状態，加えて初産婦のA氏のぎこちない抱き方の様子から，不安定なポジ

ショニングの現状がうかがえ，授乳時における新生児の吸着が困難となっているように思われる．

一方，身体面において着目すべき事柄としては，出産後から1～2時間おきの授乳を続けており，長時間にわたる出産時の疲労を回復する時間もないまま，産後数日を過ごしている状況がある．実母が「赤ちゃんを預けて少し眠ったらどうか」との言葉を発したことからも，A氏の蓄積された疲労状況が明らかである．

次に「産後3日目」という時期は，出産後に一過性に生じる軽い抑うつ症候群であるマタニティブルーズが起こりうる時期にあたる．マタニティブルーズは，出産による内分泌を中心とした母体生理機能激変と，母親になったことによる環境の変化や育児に伴う疲労などの諸要因が相まって生じるものといわれている．一般に産後2週間ほどで生理的に自然に軽快するといわれているが，重症化すると産後うつ病に移行することもあり，注意が必要である．

一般に母乳栄養は，新生児にとっては栄養価が高く，免疫物質を哺乳できること，母子相互作用の促進により情緒の安定につながること，また母親にとっても子宮の復古を促すことや母親役割の獲得を促進することなど，母子双方の心身両面においてよい影響をもたらすことがわかっている．

一方で，母乳栄養の確立が困難な事例においては，精神的に追いつめられる事態になりうるものともいわれている．マタニティブルーズが起こる時期と一致する産褥早期の母乳育児支援においては，母子双方の状態を把握した，きめ細やかな支援が不可欠であろう．今回の事例では，これらのA氏の心身の状況に対する観察を看護師自身で十分に実施していない点も問題である．

2 優先度の判断―看護師の価値観の押しつけがないように―

これらの状況から，A氏の場合，疲労の回復に向けた支援は優先すべき事項であると考えられる．

一方，産後3日目は乳汁の分泌量が増加し，乳房の充満や熱感が出現し始める時期にあたる．この時期に児からの効果的な吸啜がなされることで，分泌量が順調に増加し，病的緊満を予防することができる．

したがって，A氏に対しては一時的に新生児を預かり，休息を確保しつつ，授乳時には陥没で硬めな乳頭であること，ポジショニングが安定しないことに対する支援を行うことが重要となるだろう．

また，これらの支援の提供にあたっては，A氏や実母などの意向を把握し，その希望・要望に向き合うことが重要である．心身両面の状態をアセスメントすることなく，看護師の価値観を押しつけてケアを提供することは，適切な対応とはいえない．

精神看護

おもな倫理的ポイント

- ◆ 行動制限における法律の適正な運用と，人の自由を拘束することの意味を，真摯に受け止める．
- ◆ 患者の身近な存在として，アドボカシーの視点を養う．
- ◆ 患者の自己決定を支援する．患者の自己決定は，医療者と患者の共同作業である．

解説

1 人の自由を拘束することの意味

　精神科医療では，精神保健福祉法のもと，治療のための非自発的な入院や行動制限（隔離や身体拘束，持ち物の制限など）が実施されている．医療者は，それらが「治療のため」とはいえ，人の自由を拘束することに他ならないことを十分認識しておくことが求められる．

　看護者は，患者の病状や「治療のため」という名のもとに，患者の権利が不当に侵害されていないか，自らのかかわりも含めて，常に見直していく必要がある．日本精神科看護技術協会により提示された精神科看護倫理綱領においても，基本的人権の尊重や行動制限を最小限にとどめることなどが提示されており，看護者の重要な責務であるといえる．

2 アドボカシーの視点

　看護者は患者の身近な存在として，患者の意向を確認しやすい立場でもある．患者の意向が治療に反映されているか，患者中心の医療となっているか，常に点検しながら，時には患者の代弁者としての役割を担うことも必要である．

3 自己決定支援

　患者を中心とした医療・ケアの実現を考えるとき，自己決定支援は極めて重要な中核をなす支援である．自己決定支援をめぐっては，自己決定を尊重することで患者にとってデメリットの多い選択を放置することになりはしないか，医療者主導の決定になってはいないかといったジレンマが常に付きまとう．

　さらに，精神科においては，精神症状や認知障害の程度，重症度などを踏まえた自己決定支援を要する．一方的な医療者主導のパターナリズムあるいは患者任せの自己決定だけではなく，患者と医療者が協働で考え検討し決定していく緩い自己決定[1,2]，Shared Decision Making（意思決定の共有）[3,4]に代表される医療者と患者の双方向性の意思決定が重要となるであろう．

事例で理解を深める

事例 1　行動制限への介入
他害リスクと患者の権利

　A 氏，40 代，男性．統合失調症患者．両親は他界．兄妹がいるが，手続き上の協力のみで，入院中，面会には来ない．

　A 氏は，被害関係妄想（「咳払いは自分への非難」「馬鹿にされている」）などの症状があり，入院して薬物療法を実施しているが，十分な症状改善には至っていない．これまでも，隔離解除後に暴言や身体的暴力に至り，再度隔離となることが 2 回あった．

　今回は，病棟ホールで看護師 B と患者 C が談笑しているところに通りかかった A 氏が突然，「馬鹿にするな！」と怒鳴り，看護師 B につかみかかろうとしたところを，複数の看護師に抑止された．興奮が収まらない状態のため，精神保健指定医の診察により隔離・身体拘束となった．

　翌日 A 氏は，訪室した受け持ち看護師との振り返りのなかで，「自分のことを笑われたと思ったが，ひょっとしたら勘違いだったかもしれない．悪かった」「楽しみにしている音楽グループ（作業療法）に出られないのはつらい」と述べていた．

　行動制限検討カンファレンスでは，「症状はあるし，解除したらまた同じことをくり返すのではないか．他の患者の安全が守れない」「A 氏の言葉は信用できない．看護師 B だって安心して働けない」との意見が出た．医師からは「病状の不安定さはあるし，隔離によって安定している部分もある」と意見され，身体拘束は解除されたが，隔離は継続となった．

　受け持ち看護師は，他のスタッフの意見も理解できると思う一方で，A 氏にとっての最善のケアについて検討できておらず，このままでは隔離が長引く恐れを感じていた．

倫理的視点
▶ 被害者への配慮か，患者の人権か．
▶ 他害リスクの蓋然性（再び起こる可能性）の高さと患者の権利の尊重のどちらを優先すべきか．

解説
1　被害者への配慮か，患者の人権か．

　隔離や身体拘束などの行動制限は，患者の自由を制限する行為であり，その実施には，適正さとともに，常に最小化に向けての努力が求められる．本事例では，身体拘束は解除されたが，隔離の解除に向けては見通しが立っていない．

その背景には、くり返される暴力で看護師や患者が被害に遭っており、スタッフの間に、心情的に行動制限解除に向けて検討することへの抵抗を感じていることがうかがえる。

隔離の継続をどのように捉えるべきか、今後に向けて、被害者への配慮と患者の人権の両者を尊重する方向性を見出せるか、考えていく必要がある。隔離、身体拘束の実施は、当事者である患者、実施にかかわった医療スタッフの双方にとってトラウマ体験ともなりうる。暴力被害も同様である。トラウマを念頭においたトラウマ・インフォームド・ケアやデブリーフィングの実施が悪循環を打開するヒントになるかもしれない。

2　他害リスクの蓋然性の高さと患者の権利の尊重

A氏の精神症状は以前と大きな変化はなく、症状回復には至っていない。一方、今回の行為については、一定の現実的な理解と、悪いことをしたという思いを、A氏なりに振り返ることはできている。

他害リスクの蓋然性の高さをどう評価し、生かしていくかがポイントだが、看護者は、患者の自由を制限する行為は最小限にするよう努力すると同時に、看護の対象となるすべての人の安全を確保していく必要がある。ひとりの患者の自由を尊重することが他者の害になってはならないし、その両者をどうバランスをとっていくかが求められる。

3　くり返される暴力に対する負の感情

本事例では、一人の患者にとって最善と考えられるケアを実践しようとすると、それが他者の安全を脅かすなど他者の利益を損なう危険性があり、ジレンマが生じている。また、暴力のくり返しにより、医療スタッフには、A氏に対する不信感や無力感など負の感情が生じている。

A氏は暴力に対して「症状による誤解」で生じたことであると認識し、反省の弁を述べており、現状では症状と一定の距離を保つことができている。また、「音楽グループ」に参加できないことを苦痛に感じている。病状が安定しないA氏にとって、楽しみや希望は、健康的な側面の活性化につながり、回復への足掛かりとなりうる。隔離により「音楽グループ」に参加できない状況は、A氏の回復への機会を奪うことにもつながる。受け持ち看護師は、隔離を最小限にして、A氏の思いを尊重して回復の機会を提供していきたいと考えている。

一方で他のスタッフは、今回で暴言・暴力が3回目となるA氏が、隔離解除により、再び同様の行為がくり返されるのではないかという危惧を抱いており、他の患者や医療者の安全を守ることを重視している。一見、受け持ち看護師の意見と対立的にも思えるが、突き詰めて考えれば、暴言・暴力がく

り返されることは，安全など他者の利益を損なうだけではなく，結果としてA氏の利益をも損なうことになりうる．「A氏を含む携わるすべての人の安全，利益を守るためにはどうしたらよいのか」という視点に立って検討していくことができれば，新たな方策が見出される可能性もある．

そのためには，スタッフ間に生じている負の感情についてもとりあげていくことが必要である．負の感情は，ときとして自覚のないまま，臨床判断に影響する場合がある．医療者が負の感情を自覚すること，認めることは非常に重要である．

暴力は，いかなる理由であれ，許されるべきものではない．その点は，A氏にもきちんと伝え，迷惑行為等院内全体での対応も要する．また，被害に遭ったスタッフや患者に対して，個別にサポートを要することはいうまでもない．スタッフには，怖さ，悲しさ，困惑，不信，驚き，怒り，無力感など，さまざまな感情が生じ，蓄積されてきたと思われる．スタッフそれぞれに生じた感情を率直に話すことができる場，認め合える場を設けることが必要となるだろう．また，そうした感情の一部，例えば「悲しさ」などA氏が受け止めやすい感情を選択して，A氏とも機会をみて共有することができれば，新たな関係構築にもつながっていくかもしれない．

4 患者を隔離する場合，隔離しない場合の条件とは

患者の隔離については，精神保健及び精神障害者福祉に関する法律（精神保健福祉法）上において「患者の症状からみて，本人又は周囲の者に危険が及ぶ可能性が著しく高く，隔離以外の方法ではその危険を回避することが著しく困難であると判断される場合に，その危険を最小限に減らし，患者本人の医療又は保護を図ることを目的として行われるものとする」とされている（厚生省告示第130号）．隔離以外の方法でその危険を回避する手立てがないか，常にカンファレンスなどで検討していく必要がある．

リスクをゼロにはできないため，リスクがありながらそれをどう減らすことができるかを考える必要がある．例えば，いくつかの対策を挙げて，それぞれのメリット，デメリットを検討し，対策を決定する．

1案：隔離継続の場合，メリットとしては，安全の確保や新たな労力を要さないこと，デメリットとしては，音楽グループに出ることができない，治療意欲の低下の危険性，自由の侵害などがある．

では，隔離以外の方法ではどのような対策が可能か．

2案：看護者が常時付き添う場合，メリットとしては，音楽グループに出ることができる，安全の確保，きめ細かいケアが可能など，デメリットとしては，人手が必要，常時付き添われるA氏の負担も生じるといった危険性がある．

3案：A氏とともに暴力に至らないセーフティプランを作成する場合，メリットとしては，音楽グループに出ることができる，未来においても暴力を予防できる可能性，A氏の治療への主体性が高まる．デメリットとしては，時間がかかるなどが考えられる．
　3案により，被害関係妄想が高まり暴力に至りやすい状況や時間帯などがわかれば，それを避ける手立てやリスクの高い状況に一時的に看護者が付き添うなど，2案の活用や時間開放などを含めた運用などの実施可能性も考えられる．
　いずれにせよ，このような対策をスタッフだけではなく当事者であるA氏も含めて話し合っていけると，よりよい選択につながっていくのではないかと思われる．

事例2　意見が対立した際の看護師の役割
本人の意向か家族の意向か

　A氏，60代，女性．大うつ病性障害患者．夫は2年前に他界，長男は遠方に住んでいる．
　夫を亡くしたことを契機に，落ち込み，意欲の低下などの症状が出現し，うつ病と診断された．1回目の入院では，薬物療法により改善し，ヘルパーによる生活支援やデイケアなどを導入して，退院となった．今回は，1回目の入院から退院後3か月での自殺企図（縊首）により，再び入院となった．
　現在，A氏は症状は改善し，希死念慮も消失している．A氏は，自殺企図について「夫のことを思い出して寂しくなってしまった．もうバカなことはしない」と話し，退院後の生活について「元の生活，庭の花壇の世話をしながらゆっくり気ままな一人暮らしがしたい．うちの花壇は近所の人に好評なの」と希望した．しかし，長男は「一人暮らしはさせたくない．母には長生きしてほしい．自分が一緒に住むことは無理なので，どこか施設に入所してほしい」と述べており，A氏と意見が対立している．
　医師も，前回入院時にサポート体制を整えたが今回の自殺企図に至ったことで，一人暮らしへのリスクを感じている．ケア会議では，A氏と長男の意見は折り合わず，医師も長男の意見に賛成という状況で，精神保健福祉士からは「施設も検討しつつ，A氏の意向もあるのでまた話し合いましょう」と述べて終了となったが，結果としてA氏が孤立することとなった．
　ケア会議後，A氏は受け持ち看護師に，「住み慣れた自分の家でのんびり暮らしたいだけなのに，そんなに無理なことを希望しているの？」と泣きながら話していた．

倫理的視点	▶退院後の生活を決定する自由はどこまで尊重されるのか． ▶本人にとっての最善の利益とは何か．

解説	**1　退院後の生活を決定する自由はどこまで尊重されるのか**

　日本精神科看護協会による精神科看護倫理綱領では，「精神科看護者は，家族や他の専門職との連携を図り，対象となる人々がその人らしく生活できるように努める」ことが挙げられている．A氏は夫を亡くして以降，一人暮らしを送ってきた．自律尊重の原則からは，自分自身の行動を決定する自由を尊重することが求められる．しかし，一人暮らしのリスクがあるなか，どこまでその自由は尊重されるかが問題になる．

2　本人にとっての最善の利益とは何か

　A氏にとって最善の利益とは何か，A氏が最善の選択ができるように何ができるかを検討していく必要がある．長男は「母親に長生きしてほしい」という思いから，自殺を危惧し，一人暮らしに反対している．医師も同様に，一人暮らしのリスクを感じており，患者に害を及ぼす可能性を危惧している．ここでは，無害の原則，善行の原則と自律尊重の原則との対立が生じていることが確認できる．

　それぞれの立場での価値を確認しよう．A氏は「庭の花壇の世話をしながら，ゆっくり気ままな一人暮らしがしたい」と希望し，自分に合った今までの生活を重視している．一方，長男は，A氏の望む生活を維持することよりも自殺を予防することを重視していて，A氏と価値の対立が生じている．さらには，医師もA氏の自殺を予防することを最重要と考えている．長男も医師も，A氏にとってよかれと思うこと，あるいは害を最小限にしたいという思いは同じである．

　果たして，A氏にとって何が最善なことなのか，今一度確認する必要がある．自殺予防ということが果たしてA氏の望む人生，生き方をも上回る優先事項であるのか．それが現在のA氏の回復状態においても，当てはまるのだろうか．A氏にとってよかれと思う選択が，必ずしもA氏にとってよい選択となるわけではない．

3　選択肢の検討と看護者の役割

　それぞれの選択肢を検討してみよう．長男の希望通りに，一人暮らしではないこと（例：施設への入所など）を選択した場合，どんなメリット，デメリットがあるのだろうか．

　メリットとしては，A氏に対する支援者が増えるかもしれない．一方，デ

メリットとしては，自己決定を阻害され，他者が選択した生活を送ることになるため，A氏は傷つき，無力感が増大するかもしれない．場合によっては絶望感から，新たな希死念慮を生じさせる可能性がある．

　A氏の希望通りに選択をするとどうなるか．メリットとしては，A氏自身が尊重され，自己効力感が高まる可能性がある．一方，デメリットとしては，支援の不足が生じる可能性があること，再び同様の状況になりうる可能性があることが挙げられる．

　つまり，自殺のリスクは，いずれの選択肢でも生じうること，ゼロにはできないことがわかる．それぞれの選択肢のメリット，デメリットについて，本人や長男も含めて十分な吟味をしていくことが求められる．

　なお看護者には，そうした吟味の過程や話し合いの場で，A氏に補足説明を加えるなど，A氏が話し合いに参加できるよう支援することや，A氏が伝えたい思いをその場で伝えられるように支援していくことが期待される．また，家族としての長男の思いも十分に聴く場を設けるなど，家族への支援も必要である．A氏も長男も十分な吟味ができれば，両者にとって納得のいく選択につながることが期待できる．

4　本人の潜在的能力を見出す努力

　自殺を予防することそれ自体は，重視されるべきことであるが，現在のA氏は希死念慮も消失し，今後に向けての希望を述べている．現在のA氏の状態をふまえると，A氏の生活への希望を尊重する選択肢を検討対象とすることは可能ではないだろうか．

　時として，リスクを重視するあまり，A氏の潜在的な能力を見出しにくい状況に陥りやすく，その結果として，患者の権利を阻害することも起こりうることには，注意が必要である．リスクを最小限にし，A氏の希望通りの一人暮らしを選択するためには何が必要か，改めて考えてみる必要があるだろう．

　前回退院時に支援体制は整えられていたが，A氏が救助行動をとることはなかった．医療者は，支援体制を整えはしたものの，それを活用するA氏の視点に立ったケアが果たして十分に行えていたかどうか，見直す必要があるだろう．

　A氏自身が救助行動をとれるようになるには，A氏自身が，一人暮らしのリスクとそのなかでA氏がとるべき救助行動などについて，具体的な情報提供を受ける必要・権利がある．よりよい支援体制に向けて，訪問看護などの活用の検討だけではなく，A氏が支援をうまく活用できるように準備していくことが求められる．

　退院後の生活は，他の誰のものでもなくA氏の人生であることを念頭にお

きながら，A氏も含めた多職種関係者間で十分な話し合いをくり返し，合意形成していく必要があるだろう．

事例3　医療者の支援の許容範囲
内服は最優先事項か

　A氏，50代，女性．統合失調症患者．母親は認知症にて施設入所中，父親は10年前に他界．姉が結婚して1時間ほど離れた地域に住んでいる．

　長年，母親がA氏の食べ物に精神薬を混入していたが，3年ほど前，母親が認知症を患ったことにより，結果的にA氏は服薬中断となった．その後，A氏の病状悪化に気づいた姉が，A氏を入院させるに至った．

　入院後は，命令性の幻聴や被害妄想（自分は陥れられている）が確認されたが，薬物療法により症状は改善し，落ち着いて生活できるようになった．作業療法では手先の器用さを生かした取り組みを生き生きと行っており，「今度は編み物に挑戦する」と意欲的である．

　退院を検討し始めたところ，副作用（便秘，眠気）が目立つようになり，A氏は「自分は病気じゃない．薬は毒だからこのまま飲むと死んでしまう．眠いばっかりで全然いいことない．絶対に飲まない」と言い，以降は拒薬となった．

　医師は，「A氏に効果のあるX薬は持続性注射薬がないため，何とか内服してもらいたいが，説得してみたが難しかった」と言う．スタッフのカンファレンスでは，一部の看護師からは「薬の効果を実感してもらうためにも，内服してもらうしかない．最初は，食べ物に薬を混ぜてでも内服してもらうことで仕方がないのではないか」という意見があがった．医師からは「服薬という治療を拒否しているうちは，作業療法も治療なので，参加できないとしたい．それによって内服してくれるかもしれない」という意見が出た．

倫理的視点
▶自律を尊重するとはどういうことか．
▶害（不利益）を避けるための手段はどこまで許されるのか．

解説

1　自律を尊重するとはどういうことか

　個人的な価値や信念に基づいた自己決定を尊重することが，自律を尊重することにつながるだろう．

　A氏は服薬拒否を意思表示している．しかし，服薬拒否を尊重することが自律を尊重することにつながるのだろうか．そもそもA氏の希望は，適切な情報提供を受け，十分な吟味のうえで，最善と考えられる選択をした結果なのだろうか．

また，A氏は，症状は軽減されたものの，病識は得られておらず，薬は毒であると捉えている．A氏自身，自分にとっての利益不利益を十分に判断できない場合には，どう自律を尊重することが可能なのだろうか．

2 害（不利益）を避けるための手段はどこまで許されるのか

服薬の中断はA氏の症状悪化につながると考えられる．A氏は再び，幻聴や被害妄想に苦しむことになるかもしれないし，そのために楽しいと感じられることを十分に楽しめなくなるかもしれない．

内服を継続することができれば，このような不利益を避けることが可能であると予測されるが，そのためには，どんな方法でも内服してもらうことが優先されるのだろうか．A氏のリカバリーを考えたとき，服薬以外の道は本当にないのか，改めて考えていくことが求められる．

3 患者の状況と，医師および看護者のかかわり

状況を確認すると，A氏は服薬に対しては拒否の態度を示しているが，作業療法には積極的に参加しており，治療的かかわりすべてに対して拒絶しているわけではない．拒薬の理由は，副作用などの苦痛を感じていること，治療効果や必要性を感じられないことなどが挙げられ，「毒である」という認識以外は，概ね現実的理解可能な内容であるといえる．

また，幻聴や被害妄想も，現段階では落ち着いており，少なくとも話し合いができない状態ではないことが確認できる．病識の乏しさや服薬拒否の状態からは，A氏への情報提供の不足の可能性，つまりA氏自身が理解できるような説明と話し合いであったかを，医療者自身が見直すことが必要になるだろう．

一方，医師は，A氏の症状を改善することに価値をおいており，服薬順守を最重要と考えている．そのため，A氏の希望や考えについては関心が希薄で，医療者のよかれと思うことを提供する形になっている．結果的に，A氏にとっての最善とはかけ離れた方向に進んでいる危険性がある．

看護者は，医師の意向を受けて，何とか内服してもらわなければと思い，インフォームド・コンセントを軽視した形での対策を検討している．医師と同様に，A氏の服薬支援に価値をおくとともに，医師の意向を最優先しているといえる．拒薬を「問題行動」として捉え，その対策に終始し，A氏の思いや考えに関心を向けることができない状況が浮かび上がる．

4 服薬に対してどのような介入が可能か

A氏の状態や医療者の状況などから，医療者からの情報提供や両者の十分な話し合いの不足，患者の潜在能力への信頼感の欠如などがうかがえた．こ

れらは，患者と医療者の双方向性の意思決定を成立させることを困難にさせる要因ともなり，A氏と医療者での最善の意思決定を阻害していることが予想される．

仮に，食べ物へ薬を混ぜることを選択した場合，メリットとしては，一時的な内服の継続と症状が安定する可能性があるが，デメリットとしては，病識欠如のまま自立できない可能性，A氏が知ったときに受ける心的な傷，医療や人間への不信など，取り返しのつかない事態が予想される．

服薬が重要であるならばなおのこと，内服継続できるように，A氏の理解可能な言葉を活用しながら疾患教育を試みることや，A氏の心配している副作用を話題にしながらどう工夫ができるかをA氏とともに話し合うなど，時間をかけたかかわりが求められる．その前提として，A氏を一人の人間として尊重する気持ちやA氏の潜在的な力を信じることなど，医療者の姿勢が問われるだろう．

5 作業療法への意欲にも注目する

服薬拒否することで作業療法に参加できないという選択は，A氏自身にとっては罰を受けているとも捉えかねない選択といえる．服薬拒否はA氏自身の率直な意思表示であり，決して罰をもたらすものであってはならない．服薬拒否というA氏の意思表示から治療はスタートするのである．

また，服薬をしていない状況にあっては，作業療法を通して健康的側面を活性化することが，病状悪化防止につながる可能性も考えられる．つまり，作業療法参加を止めることは，A氏に不利益をもたらすかもしれない選択である．

病気と付き合っていくうえで，服薬以外の対処も非常に重要である．作業療法を担当している作業療法士にも，A氏との話し合いやカンファレンスに参加してもらい，多職種による多角的な視野から現状を検討したほうがよい．服薬という限定的なものに話し合いを終始しない工夫が，新たな方策をともに見出せるきっかけになるかもしれない．

服薬拒否の期間が長ければ，それだけA氏に不利益をもたらすことになるのではないかという意見もあるだろう．そうした危惧もA氏に伝えながら，どのような状態であれば危機介入せざるを得ないのかの目安も，A氏と共有しておく必要がある．

患者の判断力や理解力は，精神症状の変動とともに流動的ではあるが，医療者には，患者と医療者の双方向性の意思決定の機会を常に意識し，小さなチャンスを拾いながら，積み重ねていくことが求められる．

在宅看護

おもな倫理的ポイント

◆ 看護の場の多様化に伴って，対象者が拡大している．
◆ 対象者本人のみでなく，家族の意思も尊重する．
◆ QOLの視点をもち，支援を工夫する．

解説

1 対象者の拡大

在宅医療・療養を推進する政策に後押しされ，地域で暮らす看護の対象者はますます増加している．在宅での看護の対象者は，小児や妊婦，高齢者や終末期の人まで多様である．また，幅広い支援を必要としているため，看護者には深い知識と確かな援助技術が求められる．

日々進化する在宅医療・看護の分野では，特に最新の知識を身につける必要がある．

2 家族の意思の尊重

在宅療養する対象者を支えているのは，家族である．本人の意思は最も重視されるべきだが，本人と家族の望むことが異なる場合には，両者に介入し，その調整役を看護者が担う場合もある．

家族にも尊重されるべき生活があることを念頭において，家族支援を含めた看護の視点をもつことが望まれる．

3 QOL向上のための支援

住み慣れた自宅や馴染みのある地域で生活することは，広い意味での対象者のQOL向上に寄与しているといえる．ただし，自宅で暮らすことが，すべてにおいて優先されるべきことであるとは限らない．施設での生活のほうが，対象者のニーズを満たすことができる場合もある．

固定観念にとらわれることなく，広い視野をもって，対象者と家族のQOL向上を支援する方法を問い続けることが必要である．

事例

事例1　虐待への医療者としての対応
高齢者の身体的虐待

A氏（70代，女性）は，脳梗塞後遺症として右片麻痺があり，要介護3と認定され，夫と二人で生活している．週に1回のデイサービスと月に4日のショートステイを利用しているが，ほとんどは夫が介護している．

ある日，デイサービスで入浴した際に，職員がわき腹と内股にあざを見つけた．A氏に聞くと「転んでぶつけてしまった」と話すが，転倒してぶつけるような場所ではなかった．そのため，職員は虐待の可能性を疑い，すぐにA氏の担当のケアマネジャーBに連絡した．

ケアマネジャーBは翌日A氏宅を訪問し，A氏の夫が自宅での介護に困っていないかどうかを確認した．夫は「妻は，麻痺があるから何もできない．全部俺がやってやらないとダメになってしまった．目を離すと一人でどっかに行って転んだりして．自分では起き上がれないのに．時々イライラする」と話している．

散らかったA氏の自宅を見て，ケアマネジャーBも虐待の可能性を感じていた．

倫理的視点
▶ 高齢者虐待防止法によって，看護者はどのようなかかわりが求められているか．
▶ 虐待を見つけた場合，医療者はどのように対応していくべきか．

解説
高齢者の在宅における虐待の件数は年々増加している．相談・通報者は「介護支援専門員等」が最も多く，「被虐待高齢者本人」の場合もある．被虐待高齢者の約3/4が女性であり，年代では80代が最も多くなっている．続柄は「息子」「夫」「娘」の順に多い．

1　高齢者虐待防止法による行動規定

私たち看護者には「養護者による高齢者虐待を受けたと思われる高齢者を発見した者は，すみやかに，これを市町村に通報するよう努めなければならない」ことが，高齢者虐待防止法で定められている．通報を受けた市町村は，すみやかに対象者の安全の確認や事実確認のための措置を講ずるとともに，当該市町村と連携協力する者と，その対応について協議を行うことが定められている．

必要な場合は対象者を一時的に保護するため，施設等に入所させるなどの対応を行う．実際に，高齢者虐待があったと通報されたケースへの対応として「被虐待高齢者の保護として，虐待者からの分離」が，最も多く行われている．

2 A氏，および夫へのケア体制

A氏の夫による虐待の可能性を感じたケアマネジャーBは，どのように対応すべきだろうか．虐待の事実確認は一人では行わず，多職種のメンバーと複数名で行うほうがいいだろう．

まず，A氏のサービスにかかわっている他の人たちはどのように考えているのか，多職種で情報交換を行わなければならない．虐待の事実を確認できれば，必要に応じた対応を行う必要がある．

高齢者虐待防止法は，高齢者の擁護者，つまりこの場合であれば，A氏の夫に対する支援についても規定されている．適切な介護方法を一緒に考えたり，レスパイト（休息）としてのサービス利用を促すことで，A氏の夫の身体的・心理的余裕が生まれ，A氏への対応の変化が期待できるだろう．

事例2　高齢者の抑うつへの対応
デイサービスを拒否する高齢者

A氏（70代，男性）は，狭心症と高血圧症，脂質異常症の治療を行いながら自宅で一人暮らしをしている．A氏は息子（50代）とは離れて暮らしている．息子は仕事の都合上，今すぐに同居することは困難であるため，自宅での生活を継続するために必要なサービスを希望している．

A氏は自宅内でのADLは自立しており，食事療法と薬物療法を続けることで合併症のリスクを減らし，まだまだ自宅での生活を継続することが可能である．しかし，ここ数か月は倦怠感が強く，徐々に自宅に閉じこもりがちになってきている．

ケアマネジャーBは，A氏の日常生活自立度を維持することと閉じこもり予防を目的に，デイサービスをケアプランに入れることを提案し，A氏も同意した．しかししばらくすると，デイサービスの送迎の車が来ても，「知らないところに行きたくない」「ほっといてくれ」と拒否することが続くようになった．

デイサービス事業所からBに連絡があり，A氏と話し合いをもったが，拒否が強く，サービス利用が中断されたことが告げられた．その後A氏は自宅に閉じこもるようになり，抑うつ状態になっている．

倫理的視点	▶A氏が拒否したのはなぜか． ▶A氏の意向に沿って，サービス利用を行うべきではないか．
解説	高齢者の抑うつは大きな問題である．高齢になるとうつ病と診断されなくても，抑うつ的な状態になったり，生活の変化に非常に敏感になる人は増えてくる．冠動脈系・消化器系の疾患によるうつ状態，内服している薬物の副作用としての抑うつなど，多様なリスクファクターが高齢者の抑うつ状態の背景に存在している． 　また，生活の変化を受け入れることが難しくなり，自宅に閉じこもりがちになる高齢者も少なくない．これまでの生活上のルールを重視し，変化への耐性が低下している存在としての高齢者を理解したうえで，本事例について考えてみよう．

1　A氏の状況

　サービスの導入をいったんは了承したものの，抑うつ的になり拒否しているA氏を，無理やりデイサービスに連れていくことはできない．しかし，このままでは自宅に閉じこもる生活となり，独居を続けることは困難になると予想される．

　「本人が拒否したので，サービスを行わない」ということは，専門職としての判断・支援としては表層的に過ぎる．A氏を支える最善のケアを検討することをやめない努力が，専門職には求められる．

2　言動からうかがわれること

　まず，「知らないところに行きたくない」「ほっといてくれ」と言ったA氏の気持ちを考えてみよう．「デイサービス利用時に，A氏に何かあったのではないだろうか」と，疑ってみることも必要かもしれない．

　ケアマネジャーBは，デイサービスの利用を開始するときにはA氏の同意を得ている．しかし，実際のデイサービスでの様子を確認し，A氏の状態に合っているかを検討しているだろうか．サービス利用が定着するまで，A氏へのかかわりをデイサービスの事業所スタッフと検討するなど，導入初期のはたらきかけが重要である．

　また，デイサービス事業所の看護者は，A氏の健康状態のアセスメントを行うだけでなく，自宅での生活の様子を聞き，そこからデイサービスで行うかかわりについても計画していくこと，そしてその内容をA氏と共有することが求められる．

3 求められる支援

　では，A氏にはどのような支援が必要だろうか．まずはデイサービスに行ってみてどうだったのか，A氏の思いを確かめることから始めることが必要だろう．

　通所サービス利用者は特に，慣れない環境や新しい人間関係に疲れて，サービスの継続が困難になることも少なくない．A氏の思いを事業所と共有すること，そして曜日を変えたり1日の過ごし方に工夫ができないか検討すること，場合によっては事業所を変えるなど，サービス内容を変更することは，ケアマネジャーの大切な仕事である．

　一方，事業所の看護者も，積極的に情報収集・情報提供を行い，A氏らしい生活が1日でも長く続けられるようなケアの方向性を定め，チーム連携では核となる活動を行うことが望まれる．

事例3　子どもとの約束の意味
「言わないで」という子どもとの約束を破った看護師

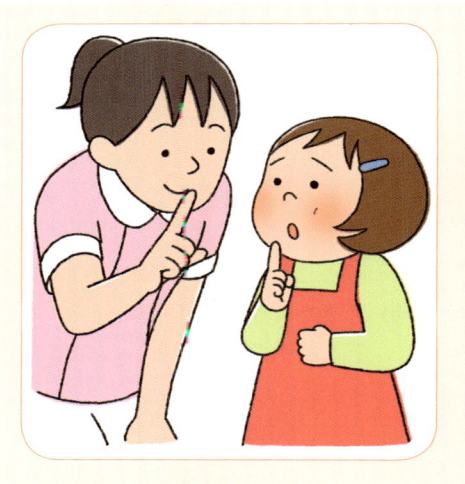

　ネフローゼ症候群の再燃で入院し，先月退院したばかりの小学3年生の女児Aさん．退院1週間後の外来受診では経過は順調であったが，今回の尿検査でタンパク尿が（2＋）であった．

　入院中に担当看護師であったBは，Aさんに会うために外来に顔を出した．Aさんはとても喜んでくれて，退院してからの生活のことを話してくれた．しかし会話のなかで，「実は薬をあまり飲んでいないこと」「それを母親には内緒にしていること」を打ち明けてくれた．

　看護師Bは，どうして薬を飲まないのかと尋ねたところ，「絶対誰にも言わないで．言わないなら話す」と返答があり，Bは「わかった，誰にも言わないから．どうして？」とさらに尋ねると，「学校で，ムーンフェイスなどに関していじめを受けている」とのことだった．

　看護師Bはこのことを，親，学校，外来看護師，主治医などと共有すべき情報だと感じ，すぐに母親と医療者でカンファレンスを行った．

　Aさんは母親から，学校でのいじめや薬を飲んでいないことなどを問いただされ，Bが母親に話してしまったことに気づいた．

| 倫理的視点 | ▶約束を守らなかった看護師Bに対して，Aさんはどのような感情を抱いているか．
▶Bは，どのような行動をとるべきだったか．
▶「いじめ」につながらないよう看護者が実践すべき看護援助には，どのようなものがありうるか． |

| 解説 | 「言わないでね」と言われた情報を，看護師Bが母親や他のスタッフに伝えたことで，Aさんは裏切られた思いを感じているだろう． |

ではAさんとの約束を守るために，看護師Bは誰にも言わず，Aさんと二人だけの秘密にしておけばよかったのだろうか．その場合，約束を破るわけではないのでAさんの看護師Bへの信頼は変わることはないが，そうすることがAさんにとって，最善の方法と考えられるだろうか．

1 患者の発するサイン

Aさんは自分がおかれている現状を，看護師B以外に知られたくないという思いはあるが，自分の療養行動を含め周囲の環境について，「現状のままでいい」と思っているようには感じられない．薬を飲んでいない自分や，いじめにあっている現実を「どうにかしたい」と思っているのではないだろうか．

Aさんは意識的か無意識的にかはわからないが，看護師Bに「助けて」とサインを発信しているように感じられる．看護師BがAさんとの約束を守ることだけを考えて，このまま行動を起こさず静観していることは，必要な看護を提供する看護者としての役割を果たすことにはならない．

また，看護師Bは現在病棟勤務であり，今後Aさんについて継続的に直接的な看護に携われるとは限らない．Aさんは他の誰かに打ち明けるまで，いじめを受け，内服を中断し，病気が再燃することすら予想される．

2 約束を破ること

本事例での看護師Bの行動の一番の問題は，「一言の相談もなく約束を破った」というところにある．

Aさんは看護師Bを信頼しており，「絶対誰にも言わないなら話す」と言ってやっと打ち明けてくれた．看護師Bは「誰にも言わない」と言っていて，この二人の間には「約束」ができている．

ところが看護師Bは，情報の共有が必要であると判断し，Aさんに無断で，母親と他の医療者に伝えてしまった．看護師Bは，「自分を信頼してくれたAさんがこの事実に気づいたとき，彼女はどのような思いを抱くだろうか」「そのとき自分への信頼の気持ちは，どのように変化するだろうか」と，考えるべ

きだっただろう．

3 子ども自身が自己決定できるように支援する

　Aさんの信頼を裏切らず，プライバシーを尊重するかかわりには，どのような方法があっただろうか．在宅医療が必要な学童期の子どもの場合は特に，病院・家庭・学校の連携と協働が必要不可欠となる．まして，今回はいじめを受けており，学校を抜きにこの問題を解決することは困難である．

　この場合，「あなたにとって最善の策を考えて行動するためにも，あなたにかかわる人たちに今のあなたの状況を伝えたほうがよいと思うがどうだろう」とAさん自身に問い，承諾をもらうことが必要だったと思われる．みんなで情報を共有する理由の意味づけを十分に伝えることで，Aさんも納得し，了解することが期待できる．カンファレンスには家族はもちろん，子どもの年齢によっては，子ども本人も参加してもらったほうがよいかもしれない．

　チームでかかわることは，患者によりよい援助を提供することにつながる．例えば具体的には，Aさんが退院して学校に戻る前に，Aさんの病気とそれに伴う身体の変化について，クラスメイトに伝えたり，ビデオメッセージなどの形にして，見た目の変化に慣れてもらうことなどの試みも可能である．

　ムーンフェイスなど外観が変容した際，特に子どもたちの間ではいじめにつながることが少なくない．理由もわからず，突然見た目が変化した友達が現れた場合，子どもたちが戸惑ってしまうのも無理はない．看護者が学校に出向いて説明する，養護教諭あるいは担任が説明するといったことを実施することで，クラスメイトにとってもAさんにとっても，よりよい環境を整えることができるだろう．

　安易に「誰にも言わないよ」ではなく，みんなに伝えたほうがよい理由を説明し，子どもが自分にとってよい方向となる判断を自分自身でできるよう，意思決定を支えていくことが非常に大切である．

ICTの利用と個人情報保護

背景とねらい

　現代は情報社会といわれ，情報の生産や収集・伝達・処理・管理にコンピュータの技術が使われ，すべての分野でICT技術が活用されるようになった．ICTとはInformation and Communication Technologyの略語であり，情報通信関連技術のことで，IT（情報関連技術）にC（通信）を組み合わせた表現であり，ITにおける通信技術をより充実・発展させた技術を意味している．

　全世界の個々のネットワークが相互接続されたインターネットに，さらに，音声通信をする電話網の接続も行われ，携帯電話やスマートフォン（スマホ）からも音声通信のみならず，インターネット通信が可能になった．今では誰でも全世界に情報を発信し，また全世界から情報を収集できるようになった．

　しかし，インターネットの普及やスマートフォンの普及とともに，ツイッター（Twitter）やフェイスブック（Facebook）でのトラブルが多くなっている．

　これらは知人の輪を広げることを主目的としたwebサイト（ソーシャルネットワーキングサイト：SNS）である．ツイッターは，インターネット上のwebに掲示板形式で時系列に短文（140字以内）を書き込むシステムであり，匿名（ニックネーム）でも会話に参加できる．フェイスブックは，実名登録型のSNSであり，個人情報（年齢，性別，写真，住所，学歴，家族，友人関係，趣味）を登録し，より信頼性のある情報交換をうたい文句にしている．

　また，個人情報は守られるべきなのに，本人の知らない間に情報を他人に知られることも少なくない．なぜならネット上では，基本的にwebに登録された情報については，誰でも検索・取得することができるからである．これにより迷惑メールが増えたり，犯罪に巻き込まれるケースも増えてきている．また，国家的な機密情報漏洩なども生じている．

　ネットトラブルの被害者にならないために，そして無意識の意図しない加害者にならないために，ネットワーク利用上でのトラブルの実態を概観し，個人としてトラブルを未然に防止することや，個人の秘密情報や組織の機密情報を漏洩させないことについて事例を用いて述べる．

　ここで述べられる事例は，ICT利用時のみならず，患者のカルテや秘密情報を扱う立場にある看護学生の倫理的行動にとって非常に参考になるものである．

事例1　学生によるツイートトラブル1
不謹慎発言によるトラブル

　ある中学校の新聞部の女子生徒が，絶叫マシンの取材でマシンに体験乗車したところ，ベルトのゆるみが要因となって振り落とされる事故に遭い，その後死亡した．これをある大学生が「取材で事故に遭ったJC（女子中学生）死んだってか．ペンでなく体を使っての取材報告とはおそまつ．絶叫！」とツイートしたことで，トラブルが生じた．

　人の死に対する不謹慎な発言をした大学生を非難するツイートが激増（ネットが炎上）した．大学生がネット上で謝罪するとともに，発言を抹消することで非難ツイートが収まった（鎮火した）．

倫理的視点　▶人を中傷したり，尊厳を傷つけるような発言は，厳に慎むべきである．

事例2　学生によるツイートトラブル2
他の参加者を意識しない不適切な個人的会話のトラブル

　近所に住む知り合いの大学生と小学生の2人が匿名でツイートを楽しんでいた．しかし，この2人の日常的関係を知らない他の参加者には，大学生の「上から目線」でからかうような物の言い方から，性格のおかしい大学生が，見ず知らずの小学生を執拗にいじめているように映った．大学生に小学生に対する謝罪と発言撤回が求められた．

　大学生が2人は旧知の間柄であることを明らかにし，それまでの会話記録を抹消することでトラブルが収まった．

倫理的視点　▶ツイッターの世界は，必ずしも自分（たち）の理解者ではない．個人宛のメールとは異なる．

事例 3 公務員によるツイートトラブル 1
現役海上自衛官による行動軌跡をツイートしたトラブル

　海上自衛隊の自衛艦の行動軌跡や行動予定は，国防上重要な機密にあたるが，海上自衛艦に搭乗の現役自衛官が，自分の行動軌跡や行動予定をツイートしたことにより，特定の艦船の行動軌跡や予定が公開されていることが発覚した（2013年2月）．

倫理的視点　▶個人的つぶやき（ツイート）でも，それに守秘義務の情報が含まれれば，機密情報漏洩になる．

事例 4 公務員によるツイートトラブル 2
海外での事例

　米海軍は，ツイッター系トラブルに対処するために，軍人がフェイスブックやマイスペース，ツイッターなどのSNSを使用することを全面禁止にした（2009年8月）．
　米海軍は，外部への情報流出リスクを懸念し，また急増するサイバースパイ事件に対処するためと説明している．

倫理的視点　▶事例3と同じく，個人的つぶやきでも，それに守秘義務の情報が含まれれば，機密情報漏洩になる．

事例 5 一般人によるツイートトラブル
海外での事例

　アメリカンフットボールチームのミーティング内容を，SNSやツイッターで流したチームメンバーに罰金を科すとの通告があった．同じくチームキャンプの食事への不満をツイッターで流したことで，2,500ドルの罰金が申し渡されたことがある．
　また，住んでいるアパートの不満をツイッターに書いて，大家から5万ドルの損害賠償請求を起こされる事例も発生した．

倫理的視点 ▶ ツイッターでのつぶやきは世界に向けた公言であり，発言には責任をもたなければならない．

事例6　公的機関からの情報漏洩トラブル1
個人情報が漏洩したトラブル

　インターネット上でメールを共有できる米グーグルの無料サービス「グーグルグループ」で日本全国の7つの医療機関や介護施設のメールで300人以上の病状が掲載されたカルテなどが同じグーグルグループにて，公開された状態になっていたという（読売新聞2013年7月13日）．

倫理的視点 ▶ 個人のカルテなどを扱うシステムは，基本的に外部のネットワークに接続しない．また，ファイルの公開・非公開の設定やアクセス権の厳重な管理が重要である．

事例7　公的機関からの情報漏洩トラブル2
国家機密情報が漏洩したトラブル

　事例6と同じく「グーグルグループ」で，日本の中央官庁の内部情報や個人情報など少なくとも6,000件以上の情報が，誰でも閲覧できる状態になっていることが発覚した（2013年7月）．
　環境・国土交通・農林水産省，および復興庁の会議などに関するメール情報が閲覧可能になっていた．環境省は「セキュリティ認識が甘かった」としている．同省幹部は「省内用のファイル共有の仕組みはあるが，グーグルが便利なため使ってしまった」と釈明している（読売新聞2013年7月10日）．

倫理的視点 ▶ 国家機密情報を扱うシステムは，基本的に外部のネットワークには接続しない．また，ファイルの公開・非公開の設定やアクセス権の厳重な管理が重要である．

トラブル防止策

インターネットやスマートフォンに関するトラブルは多様であり，またトラブル発生の要因もさまざまである．インターネットやスマートフォンなど情報送受のインフラの急速な発展に，法的整備が追いついていない現状であるが，私たちができるトラブル防止について考えてみる．

1 トラブル防止のための情報リテラシー

トラブル対策として特に重要なのは，個人情報の管理や重要機密情報の管理の徹底であり，そのためにはシステムで情報がどのように管理されているかを理解することが重要である．外部のネットワークに接続されたシステムは，いつでも情報が漏洩する危険にさらされていることを十分に理解したうえで，安全に運用・利用することが大切である．

情報リテラシー（information literacy）とは，パソコン，電子メールなど，情報関係の機器のサービスを使いこなす能力のことで，コンピュータリテラシーとも言う．これは，情報の収集・分析・活用が社会生活上で必要な基礎能力であるという考え方に基づいている．情報リテラシーのうちトラブル防止に関するポイントを以下に示す．

①他国あるいは部外者に知られてはいけない情報を管理するシステムは，基本的に外部のネットワークに接続しない（患者カルテシステムなどは病院内システムにとどめる）．
②個人情報の管理や機密情報の管理をするシステムでは，公開・非公開の設定やアクセス権の管理を厳重に行う．パスワードを二重・三重に行うシステムも多い．
③インターネットなどの外部のネットワークに接続する必要のあるシステムでは，外部からのウイルスなどの侵入を防ぐ対策をとる．
④インターネット端末やスマートフォンは，端末固有の機器番号（端末ID）を有している．ツイッターでの匿名やアカウントを変更しても，システムからは誰の通信かが丸見えである（課金の必要から，常に通信状況が把握されている）．またこの端末IDは，通信経路に足跡のように残るので，後で通信軌跡の追跡調査も可能である．

2 トラブル防止のための情報倫理

これまでみてきた例でも，不用意な言葉や不謹慎な言葉がトラブルの発端となっている．匿名使用が認められているソーシャルネットワークサービスだとしても，実名で書けないことは，原則書くべきではない．

また，不特定多数の前でのツイート（つぶやき）は公言（公になる言葉）であるとの認識をもつことや，自分の発信する内容は機密情報の漏洩に当たらないことを十分に吟味したうえで，ツイートすることが大切である．

手紙において失礼にならないような書き方の書籍は多く存在するが，ツイッターやフェイスブックなどのSNSにおいても，守るべき書き方がある．敬語を用いない対等な関係

の文章であったとしても，相手を不快にさせたり中傷するような文章は書くべきではない．また，相手を怒らせたり，裁判に発展するような文章も厳禁である．

以下に，ツイッタートラブルを避けるために重要な倫理的ポイントを示す．

> ①ツイッターはつぶやきと訳されるが，実は世界に公開されるマイクロブログ（短い文章で近況を伝えるブログ）である．
> ②他人を一方的に中傷するようなことは書かない．
> ③匿名だからといっても，実名で書けないようなことは書かない．
> ③自分の日常をツイートするとき，業務上守秘の必要な情報は含まない．
> ④他人の個人的内容を扱う場合は，本人の了承を得てから行う．
> ⑤ツイッターの場合，家族や友人の名前や住所など過剰な情報の曝露は危険である．
> ⑥相手が個人情報を開示していても，こちらも同様の情報を開示する必要はない．いわゆる「さくら」の場合もあり，簡単に誘いには乗らずに慎重に対処する．
> ⑦IDやパスワードを要求されることも多いが，十分気をつけて対応する．何気ない操作手続きのなかでIDやパスワードが抜き取られる場合もある．

日本情報処理学会は，1996（平成8）年5月20日の第38回通常総会にて「情報処理学会倫理綱領」を制定し，行動規範として啓蒙活動を展開している．今後も高度化する情報関係においては，ネットワーク上でのエチケット，マナーなどに加え，著作権法をはじめとする関連法律などに違反しないような情報倫理教育の徹底が求められている．そして私たちの良識ある認識・姿勢が，今後の高度情報社会を成立させていくとしている．

インターネットやスマートフォンの利便性のみならず，ネットワーク通信の危険性と情報倫理についても早い時期（小・中学生）から教育をしていくことが重要である．

*

世界的なインターネットの整備とスマートフォンなどの普及により，誰でも世界に対して容易に情報を発信すること，また迅速に世界から情報を収集することが可能になった．

一方で，同じ町内，同じアパートの隣人には関心をもたずに，直接相手と会う対人関係が不要なネットでの交友関係や会話に，居場所を求める人が増えている．大学の教師や企業の上司に直接会わずにメールで報告するといった例もみられる．煩わしい対人関係を避け，効率的に物事を処理する手段を手に入れた私たちは，いつの間にか相手を思いやる心を失いつつあるのかもしれない．コミュニケーションの基本は，直接相手と対面して話し合うことであることを忘れてはならない．

個人情報保護という文化と，ネットで自分から個人生活を曝露する文化が交錯していて，自己表現の範囲の判断が混沌とする現在，情報リテラシーと情報倫理の教育の徹底が急務である．海外から，「日本にはスパイなどの工作員を入れる必要はない．なぜなら公務員が自ら進んで機密を曝露してくれるのだから」と揶揄されるのは恥ずべきことである．重要な情報を扱う職種にいる人は，情報の取り扱いを慎重に行い，個人・他人の尊厳を第一にして業務や活動をすべきである．このことにより，情報処理学会でも述べられている

ような,高度情報化社会が成立すると考える.

引用文献
・老年看護
1) 厚生労働省老健局高齢者支援課:平成24年度 高齢者虐待の防止,高齢者の擁護者に対する支援等に関する法律に基づく対応状況等に関する調査結果
http://www.mhlw.go.jp/file/04-Houdouhappyou-12304500-Roukenkyoku-Ninchishougyakutaiboushitaisakusuishinshitsu/h24chousakekka.pdf より2014年8月1日検索

・小児看護
1) 日本ユニセフ協会:子どもの権利条約
http://www.unicef.or.jp/about_unicef/about_rig.html より2014年9月25日検索
2) 日本看護協会編:日本看護協会看護業務基準集2007年, p.61, 日本看護協会出版会, 2007.

・精神看護
1) 齋藤敏靖:精神障害者にとって「自己決定」とは何か?新潟青陵大学紀要5:17~31, 2005.
2) 立岩真也:弱くある自由へ.青土社, p.75, 2000.
3) 渡邉衡一郎, 澤田法英:患者とデシジョンメイキングを行うに際し必要な評価とは;Shared Decision Makingはどこまで臨床応用可能か.臨床精神薬理15(2):161~169, 2012.
4) Charles C, Gafni A, Whelan T: Decision-making in the physician-patient encounter: revisiting the shared treatment decision-making model. Soc Sci Med 49 (5): 651~661, 1999.

参考文献
・母性看護
1) 種村光代:口唇・口蓋裂, 2012
http://www.jaog.or.jp/sep2012/JAPANESE/jigyo/SENTEN/kouhou/mouth1.htm より2014年9月25日検索
2) 室月淳:妊娠期に発見された児の異常;予期せぬ結果をどう伝えるか.ペリネイタルケア21(8):658~662, 2002.
3) ジョージM.バーネル, エイドリアンL.バーネル:死別の悲しみの臨床(長谷川浩, 川野雅資訳).医学書院, p.16~66, 1994.
4) 井村真澄:母乳育児支援.助産師基礎教育テキスト2013年版第6巻 産褥期のケア/新生児期・乳幼児期のケア(横尾京子編), 日本看護協会出版会, p.52~99, 2013.

・精神看護
1) サラT.フライ, メガン-ジェーン・ジョンストン:看護実践の倫理(Ethics in Nursing Practice: A guide to Ethical Decision Making), 第3版(片田範子, 山本あい子訳), 日本看護協会出版会, 2010.
2) 小西恵美子編:看護倫理 よい看護・より看護師への道しるべ.南江堂, 2009.

・ICTの利用と個人情報保護
1) 情報処理学会倫理綱領(情報処理学会第38回通常総会 1996.5)
2) ホームページ作成ガイドライン(岩手県立大学部局長会議資料 1998.11)
3) SNSトラブル(岩手県立大学ソフトウェア情報学部新入生オリエンテーション資料 2013.4)
4) 石井トク, 野口恭子:看護の倫理資料集—看護関連倫理規定/綱領/宣言の解説, 第2版.丸善出版, 2007.

資料1：看護職の定義と業務規定（保健師助産師看護師法から抜粋）

第1条	この法律は，保健師，助産師及び看護師の資質を向上し，もつて医療及び公衆衛生の普及向上を図ることを目的とする．
第2条	この法律において「保健師」とは，厚生労働大臣の免許を受けて，保健師の名称を用いて，保健指導に従事することを業とする者をいう．
第3条	この法律において「助産師」とは，厚生労働大臣の免許を受けて，助産又は妊婦，じよく婦若しくは新生児の保健指導を行うことを業とする女子をいう．
第5条	この法律において「看護師」とは，厚生労働大臣の免許を受けて，傷病者若しくはじよく婦に対する療養上の世話又は診療の補助を行うことを業とする者をいう．
第6条	この法律において「准看護師」とは，都道府県知事の免許を受けて，医師，歯科医師又は看護師の指示を受けて，前条に規定することを行うことを業とする者をいう．
第29条	保健師でない者は，保健師又はこれに類似する名称を用いて，第二条に規定する業をしてはならない．
第30条	助産師でない者は，第三条に規定する業をしてはならない．
第31条	看護師でない者は，第五条に規定する業をしてはならない．
2	保健師及び助産師は，前項の規定にかかわらず，第五条に規定する業を行うことができる．
第32条	准看護師でない者は，第六条に規定する業をしてはならない．

資料2：保健師助産師看護師法の一部改正

1. 名称改正：平成13（2001）年〔平成14（2002）年施行〕
   それぞれの看護職の名称が「看護婦」から「看護師」になった．
2. 保健師・看護師・准看護師の秘密を守る義務：平成13（2001）年〔平成14（2002）年施行〕
   医師，薬剤師，助産師等の守秘義務は，刑法第134条で規定しているので，医師法や薬剤師法などでは，秘密保持規定を特に定めていない．「個人情報保護基本法」に合わせ，刑法で定められている助産師以外の看護職は，保助看法に「保健師，看護師，准看護師に対する秘密を守る義務（第42条の2）」が付け加えられた．「保健師，看護師又は准看護師は，正当な理由がなく，その業務上知り得た人の秘密を漏らしてはならない．保健師，看護師又は准看護師でなくなった後においても，同様とする」と定められている．
3. 免許と行政処分
   第7条　保健師になろうとする者は，保健師国家試験及び看護師国家試験に合格し，厚生労働大臣の免許を受けなければならない．
   2項　助産師になろうとする者は，助産師国家試験及び看護師国家試験に合格し，厚生労働大臣の免許を受けなければならない．
   3項　看護師になろうとする者は，看護師国家試験に合格し，厚生労働大臣の免許を受けなければならない．
   第8条　准看護師になろうとする者は，准看護師試験に合格し，都道府県知事の免許を受けなければならない．
   　　　　行政処分では戒告，3年以内の業務の停止，免許の取り消し（第14条），行政処分者に対する再教育研修（第15条2）が設けられた．
4. 名称の使用制限：2006（平成18）年
   これは，紛らわしい名称の禁止である．「保健師，助産師，看護師，准看護師の紛らわしい名称の禁止（第42条3，2，3，4）」は，名称独占といえる．このことは看護職の資格（職種と氏名）を患者および家族に明示しなければならないということであり，自らの看護行為に責任をもつということでもある．
5. 保健師と助産師に関する保助看法一部改正：2008（平成20）年4月
   2008（平成20）年4月から保健師，助産師は，看護師の国家試験合格が必須条件となった．看護学教育は，看護の基礎教育であることを明らかに示したことになる．翌年の2009（平成21）年7月には，保健師，助産師の教育期間は「1年」と法的に定められた．昨今，大学の自治により，助産師教育は大学院の修士課程（2年）で教育され始めている．法的に1年以上と規定されたことによって，保健師，助産師は専門職として，名実ともに業務の実践に責任を担うことになった．

臨地実習に必要な看護倫理

Step 3

1. 臨地実習を通じての学び
2. 看護計画の評価
3. 看護師から学ぶ—模範モデルと反面教師
4. 倫理カンファレンス

1 臨地実習を通じての学び

Step 3-1 学習目標
- 患者を尊重する態度を看護実践に生かすことができる．
- 病状などに関する患者からの難解な質問や，答えられない点などについて，教員に報告・連絡・相談する（報・連・相：ホウ・レン・ソウ）の原則を守ることができる．

看護師らは学生時代，初めての臨床実習で受け持った患者の病状，場面，そのときの状況，不安と緊張の感情を，鮮明に覚えているものである．

患者も同様である．初めて学生の実習への協力を依頼された患者の戸惑いは，なぜ自分なのか，どのような学生なのか，何をするのか，プライバシーは守られるのかなど，さまざまな不安・心配を有している．

看護学生の臨地実習は，看護専門職業人の要請という利益が追求されており，この利益は医業独占の支柱そのものであって，公衆衛生を守るという究極的目標のために行われる[1]．したがって，看護学生の臨地実習を学内演習，あるいは見学によって代替することはできない．臨地実習においては，一定の条件のもとで看護行為を行うことができる．

①看護学生は，将来看護師になるために国が定めた教育カリキュラムを履修する．
②看護学生の行為は単独行動ではなく，各教育機関の教育目標，目標に則った指導体制のもとで実践している[2]．
③看護学生の臨地実習の看護行為は「業」ではない．「業」とはそれぞれの社会的地位において行う業務を，反復継続して行うことであり，看護学生の看護業務の就労は，法に抵触する．

臨地実習における教員と学生の責任

1 教員と学生と臨床の看護師の密な連携

初めての臨地実習は，未知との遭遇である．同じ場面，状況を見ていてもそれぞれの学生で「想い」は異なる．また，想像と現実のギャップは，学生にとって強烈な体験である．教員や臨床指導者は，学生の感性を受容し，尊重することが重要である．学生自身が尊重された体験は，患者や他者の尊重につながる．

教員は，学生の臨床実習前には病棟責任看護師とともに，学生の受け持ち患者の調整を行い，当該患者には説明と協力依頼の了解を

得る．これは患者の意思の尊重であるとともに，患者の情報を得ることは，学生にとって，事前学習ができ，患者との良好なコミュニケーションの契機になり，学びの意欲を高める．

なお，教員および臨床の看護師が行う学生指導の基本的原則は，次の3点である．

①一人の患者に一人の学生を厳守する．

患者の負担を避けるだけではなく，患者の人権を尊重することを目的の根幹としている．

②患者の前で，学生の失敗や不手際・ミスを指摘したり叱らない．

不安は「害」であるので，患者に負の影響を与える．また，学生の自尊心を低下させ，臨地実習が苦痛となる．

③学生の「気づき」を大切にする．

当該実習病院に関する批判的意見は否定しない．カンファレンスなどにおいて，「どうすべきか，どうあるべきか」と議論の機会を与える．議論は，新たな医療を考える契機となる．

2　看護学生の責任

学生は，社会の一員としての経験は有しているが，心身を病む人々および医療施設に生活している人々の社会，すなわち「医療社会」での経験は初めてである．

「医療社会」は患者を中心に，多種多様な医療関係者らによって組織され，機能している．その社会の一員として臨む臨地実習では，看護学生である身分で「相応の責任を担う」ということでもある．

学生が，それぞれ所属する看護教育機関が指定するユニホームを着用し，名札をつけるのは受益者である患者，家族，医療関係者その他の人々に，自らの身分を明示し，これからの学びに責任をもつことの意志表示でもある．

看護学生のユニホームが常に清潔であることは，患者に対する礼節であり，尊重でもある．これは人柄を表し，好感を与え，信頼関係の構築となる．それは相手を「気づかう」心の機微を感じるからである．

3　患者の安全確保と尊重

患者の安全（傷害・感染予防）の視点から，長い爪（指頭を超えるもの）は，患者の観察に必要な触診，看護行為の際に患者の皮膚を傷つけることがあるため，避けるべきである．まとまりのない長髪は，医療処置・看護行為の妨げになり，危険である．

患者に害を与えることは，看護の倫理に反するだけではない．危険を予測し，それを避ける行為は，看護師に求められる法的な「注意義務」でもある．

患者を尊重する態度は言語に現れる．高齢患者を「おじいちゃん」「おばあちゃん」と呼ぶことは，高齢者の自尊心を傷つける．若い看護師から「子ども扱いされた」と，患者は退院後に本音を言うことがある．これは，患者の多くが入院中，黙って我慢していることの証でもある．

学生が，受け持ち患者・家族から入院中に本音を聞かされる機会があったとすれば，それは，患者から教えられた大切な学びであり，これからの看護力の糧になるだろう．

報告・連絡・相談の3原則

看護学生に，先に述べたように一定の条件

のもとで看護行為を行っていることから，教員または臨床の看護師に対して，3原則である「報告・連絡・相談（ホウ・レン・ソウ）」を必ず行う義務がある．

特に，受け持ち患者の急変や事故は，ただちに報告する．また，患者からの病状に関する質問など学生で答えられない場合は，教員に相談し，質問に対する返答は必ず行うようにする．返答に急を要するのか否かの判断に戸惑うときは，なるべく早く返答する．内容によっては，教員や臨床の看護師，医師が返答する場合もある．

昨今は，学生の主体性を尊重し，思考力ならびに判断力が求められている．しかし「判断」は，どの情報が必要なのかがわかり，その情報を収集でき，収集した情報の解釈ができて，初めて行うことができる．そのため，臨地実習において学生自身の判断を教員に相談（評価）しないままに実践に移すことがないよう，注意しなければならない．臨地実習は判断を行うまでのプロセスを学ぶ場であり，自身の日常的な判断とは異なるものであることの認識が必要である．

また，「報告」は責任の遂行である．看護計画や看護実践の結果と成果，ミスについて報告しなければならないのは，学生は患者と病院管理者に対して責任を有しているからである．加えて，遅刻や早退，欠席は，同様に受け持ち患者と指導者との約束を反故にすることに対する責任から，事前に報告することが肝要である．

引用文献
1) 髙山佳奈子：医行為に対する刑事規制．法学論叢 164（1〜6），2009．
2) 石井トク：医療事故防止のために．医療事故―看護の法と倫理の視点から．p.47〜48，医学書院，1999．

Step 3-1 学習の振り返り

- 臨地実習の目的について説明してみよう．
- 「報告・連絡・相談（ホウ・レン・ソウ）」では，どのようなことに注意しなければならないのか説明してみよう．

2 看護計画の評価

Step 3-2 学習目標
- 患者・家族の意思を尊重した看護計画とは何かを理解する．
- 患者の尊厳を保つ看護計画とは何かを理解する．
- 看護を実施する際に必要とされる，看護師の姿勢，態度を理解する．

臨地実習では多くの場合，受け持ち患者の看護計画を立案し，実習を行う．ここでは，看護計画を看護倫理の側面からどのように捉えるかについて考える．

看護計画の立案

看護計画は看護過程の1つの段階である．看護過程では，第1段階で患者に関するデータを集めてアセスメントし，第2段階の診断では，集めたデータの分析を行い，看護上の問題と強みを明確にする．そして，第3段階の計画立案では，短期目標の設定と長期目標の設定，看護介入とその援助を，「看護計画」という形で特定する．

これらの過程においては，対象となる患者や家族の意思を尊重し，尊厳を保つという倫理的側面が重要となる．ここでは，事例から考えてみることにしよう．

事例から考える

1 事例

70代のAさん，女性，夫に先立たれ一人暮らし．子どもは娘1人（40代）で，娘夫婦と孫2人は他県（遠方）に住んでいる．以前は小学校の教員をしており，現在は仕事をしていないが，サークル活動に積極的である．犬を飼っており可愛がっている．

Aさんは朝の犬の散歩中に転倒し，救急車にて近隣の病院へ搬送され，左腓骨骨折と全身打撲のため入院となった．骨折部位は腫脹が強く，ギプスではなくシーネで固定し，安静の保持が必要となった．病室は4人部屋である．

あなたは，入院3日目に患者のケアを担当することになった．患者は左下腿を動かすと強い痛みを訴え，ベッド上安静の状態が続いている．「このまま歩くことができなくなるのではないか」と心配している．

排泄をベッド上で行うことに抵抗があることと，排泄のために看護師を呼ぶのを遠慮し，食事の摂取量は入院前の半分程度で，水分も控えている．入院前は毎日排便があったが，入院後から排便がなく，「おなかが少し張っているようだ」と，軽度の腹部膨満感の訴えがある．

普段は毎日入浴することを楽しみにしているため，入院時にシャワー浴もできないと聞いて，がっかりしている．サークル活動の友人たちが見舞いに来てくれているが，「お風呂に入っていないので，におわないか心配」「ベッドに寝ている状態が長いので，背部が汗ばんで気持ち悪い」と訴えている．

犬の世話は近所の友人に頼んできたが，「入院が長くなると犬のことや留守中の家のことが心配」とも話している．

2 看護計画の倫理的視点

Aさんの看護問題として，「＃　骨折により安静が必要であるため入浴できないことに伴う清潔セルフケア不足」「＃　安静保持，食事量や水分量摂取不足による便秘」「＃　今後の経過に対する不安．歩けるようになるか，犬の世話や留守宅のことへの心配」などの看護問題が考えられる．

Aさんには，自分の気持ちを表現できるという強みがある．そこで，患者へ病状や看護援助の説明を行い，患者の意思を確認し，患者の意思を尊重した計画を立てていく．また，患者の尊厳を保つようプライバシーの保護に努める．看護援助としては，看護の技術の基本である安全・安楽で自立を促すケア計画を立案する必要がある．

看護目標としては，患者を主語として，看護問題の望ましい状態，あるいは期待される状態について患者の意思を尊重し，観察・測定可能な事柄を設定するようにする．

a 患者の意思の尊重

1）清潔の保持

Aさんは，「友人が見舞いに来るが，におわないか心配」と話している．身体の清潔を保つことは，私たちが社会生活を送るうえで，非常に重要である．こうしたニーズに対してケアを行うことは，健康の回復につながる．

患者にケアの説明をして，患者の希望を取り入れることが重要である．入浴ができないことから，清拭や洗髪，陰部洗浄，足浴を計画することになるが，ケアする時間帯の設定についてAさんと相談し，希望を取り入れるようにケア計画を立案する．

陰部の清潔ケアについては，どのようなケアであるのか，その方法を説明し，同意を得て行う．療養上の制限のために，意思を尊重できない場合には，疾患や治療による制限があることなどの必要な情報を提供し，患者とともに工夫点がないかを相談し，患者の意思決定を促すようにする．つまり，ケアを提供する際には，患者に十分なインフォームド・コンセントが必要となる．

2）ベッド上での排泄

Aさんは，ベッド上排泄を余儀なくされている．他者の手をかりて排泄行動をせざるを得なくなることは，その人の自尊心が傷つくことにつながる．Aさんがベッド上の排泄に抵抗感をもっていることから，排泄の援助にあたっては，同室の患者に遠慮があること，においや音を気にしていることなどを考慮して，Aさんの思いに配慮した援助を行うことが重要である．

3）経過への不安

今後の経過に対する不安については，Aさんが心配していることについて傾聴し，必要な情報を提供し，必要時医師から説明するようにはたらきかける．「入院が長期になると犬の世話や留守宅のことが心配」と話していることから，医師からの病状の説明をどのように理解しているかを確かめ，今後の経過についての不明な点を，医師から説明してもらうよう計画する．

Aさんにとって，犬は家族同然の存在として心配していると考えられ，不安に対してAさん自身が対処できるような情報の提供が必要とされる．

患者が医師に対して「話しにくい」と感じている場合もあり，看護師は患者のアドボケーター（権利擁護者）として，医師に患者の意思を伝える役割がある．

4）家族への対応

この事例では娘が遠方に住んでいる．娘がAさんの状態を心配していることも考えられ，必要時，娘に対しての説明も必要となる．

Aさんは入院したことで今後の生活に不安をもち，娘との面会を希望する場合も考えられる．患者は安静の保持が必要であることから，Aさんの希望により娘との調整を看護師が行う．

＊

これらの対応が，患者の知る権利および自己決定の権利を尊重し，その権利を擁護することにつながる．

b　安全・安楽で自立を促すケアの提供

1）便秘へのケア

便秘のために，腹部膨満感を訴えているので，3日間の排便がないことに対しては，Aさんが入院前から行っている便秘対策があれば，その情報を得て対策を試みたり，食後に胃大腸反射が起こることから食後に排便を試みるなどのケア計画を考える．

必要時，医師に下剤の処方や，浣腸の指示を得る場合もあるため，担当看護師や実習指導者に相談する．

2）清潔ケア

清潔ケアを行うにあたっては，Aさんは左下腿を動かすと強い痛みを訴えていることから，疼痛が起こることが考えられる．清拭を行った際に，シーネ固定されている患肢の安定と安静が図れるよう，側臥位にするときには看護師が2人で行うようにするなどの配慮が必要となる．

看護師の行為が，対象となる人々を傷つける可能性が考えられる場合は，予防するような行動が求められる．また看護師は，自己の責任と能力を的確に認識し，実施した看護について個人としての責任をもつために，他の看護師と協働して看護を提供することが求められる．

この事例の場合，看護師は，患者が疼痛を起こさないうえで自分一人で体位変換できるかどうかを判断し，自己の能力を超えた看護が求められる場合には，支援や指導を自ら得る必要があり，これが患者の安全を守ることにつながる．

学生の場合，指導者とともに看護を行うことから一人で行うことはないと思われるが，患者が安全で安楽なケアを受けられるように配慮する必要がある．ケア実施中は言葉かけを行い，安楽な体位であるか，苦痛がないかなど聞き，苦痛が最小となるように援助する．

患者はすべてのことを看護師に援助してもらいたいと思っているわけではなく，自分で

できることは自分で行うことを望んでいる．自立を促す援助として，清拭の際に胸部や腕は自分で行ってもらうようにするなどのはたらきかけにより，患者の意欲の向上を図ることができる．

看護援助を行っている間に，準備などで看護師が目を離した際に，患者がベッドから転落する危険もあるので，十分に注意することが重要である．

また，患者に感染性の皮膚疾患がある場合もあることから，清潔ケアの際に手袋を使用したり，ケアに使用した汚水は汚物用の流しから廃棄することが必要であり，感染を広げないことが，看護師の責務である．

3）バイタルサインの測定

ケア前後にバイタルサインの測定を行うことは，患者の状態に合わせたケアを行うことにつながり，ケアによる負荷がかかることにより一般状態が変化した場合に，早期に発見することができる．バイタルサインの他に患者の病状や看護援助によって起こりうる状況，例えばシーネ固定されている患肢の安定が図られているかなどについてアセスメントし，予期される状態を回避するような看護援助の計画を立案する．

そのような判断を行うためには，専門的な知識や技術を身につけ，不足している場合には学習することが，看護師として必要とされる．

3 患者のプライバシーの保護

看護援助において，患者のプライバシーの保護は基本である．清潔ケアは，身体を露出して行うケアの１つである．不必要な露出を避けることが，プライバシーの保護となる．

患者に接する際は，つねに人としての尊厳を重んじることが大切である．高齢者においても相手を尊重したケアとして十分に配慮する必要があり，不必要な露出を避けるようカーテンやスクリーンを使用する．陰部ケアについては，方法や必要性を十分に説明したうえで同意を得て，羞恥心への配慮を十分に行うことが重要である．

患者はベッド上での排泄行為に抵抗感があり，食事や水分制限をしていることが便秘につながっている．Aさんは４人部屋に入院している．ベッド上での排泄に対する患者の思いに配慮し，トイレでの排泄ができるよう，患部へ負荷がかからないように配慮したうえで，車椅子によるトイレへの移動の可能性について担当看護師や実習指導者と相談することも考える．

看護師に対する遠慮から食事量や水分量を減らしていることについては，患者の排泄状態をアセスメントし，排泄の時間帯に言葉かけする方法も考えられる．食事や水分を制限することの弊害について説明することも求められる．

看護学生の姿勢と態度

上述の事例で示したように，看護計画では患者の意思を尊重し，患者の尊厳を保つように立案することが重要である．

臨地実習では，実施の段階は実習指導者の指導を受けながら看護援助を行うが，その根底には対象となる患者との間に信頼関係を築くこと，そしてその信頼関係に基づいて看護援助ができるような姿勢や態度が求められる．

このような姿勢や態度は，ケアリングと呼

ばれる．看護はケアリングの健康科学であり[1]，その倫理的概念は看護師と患者の関係の基本であって，ケアリング行動は看護の役割の根幹であるとされている[2]．ケアリングとは，相手を人間として考え，尊重することであり，人と人との相互作用のなかでも最も親密なものであり，保護的であるとともに成長を助けるものである．

看護計画を立案するうえで，ケアリングが看護学生・看護師の姿勢や態度として大切である．

*

このように，看護倫理の視点は，日々の看護援助の基本であることが理解してもらえただろうか．

日本看護協会の看護者の倫理綱領には，「看護は，あらゆる年代の個人，家族，集団，地域社会を対象とし，健康の保持増進，疾病の予防，健康の回復，苦痛の緩和を行い，生涯を通してその最後まで，その人らしく生を全うできるように援助を行うことを目的としている．看護者は，看護職の免許によって看護を実践する権限を与えられた者であり，その社会的な責務を果たすため，看護の実践にあたっては，人々の生きる権利，尊厳を保つ権利，敬意のこもった看護を受ける権利，平等な看護を受ける権利などの人権を尊重することが求められる」と記載されている．この視点が，看護計画の倫理的観点となる．

人々の生きる権利，尊厳を保つ権利，敬意のこもった看護を受ける権利，平等な看護を受ける権利などの人権を尊重し，本人の意思を尊重した看護実践につながるよう計画を立てることが，日常の看護援助の基本となる重要な視点である．

引用文献
1) ジャニス B. リンドバーグ，メアリー L. ハンター，アン Z. クルーズースキー：看護学イントロダクション，内海滉監訳，医学書院，1997．
2) サラ T. フライ，メガン・ジェーン・ジョンストン：看護実践の倫理，第3版（片田範子，山本あい子訳），日本看護協会出版会，p.49，2010．

Step 3-2 学習の振り返り

- 本事例では，どのような点に「倫理的視点」があるのか説明してみよう．
- 看護援助を行ううえで，最も大切にしなければならないことを説明してみよう．

3 看護師から学ぶ―模範モデルと反面教師

Step 3-3 学習目標
- 臨地実習での学びの1つである「ロールモデル」について理解する．
- 自分自身の将来の看護師像について考える．

　臨地実習は，学生にとって自身のロールモデルとなる看護師に出会う機会でもある．

　学生は自ら「自分のモデルとなる看護師」を探すのである．「探す」という意識は，気づきの感性を豊かにし，自らの「模範」の基準を定めることにつながる．

　また，ロールモデルの看護師との接触を通して，コミュニケーション力を自己評価することができる．

ロールモデルの種類

　ロールモデルには2つのタイプがある．①あの看護師のようになりたい，という「模範モデル」と，②あの看護師のようにはなりたくない，という「反面教師」である．

　学生がモデルを探す機会は，実習先での患者に対する看護師の対応，看護行為の場面などのなかである．

　看護学生Aは，看護師の次の言動を批判し，反面教師としている．
　a．ナースコールが鳴っても無視している．
　b．「認知症の患者は，話してもどうせわからないから，とくに説明しない」と言われた．
　c．朝に看護師から「X線検査があります」と声をかけられた患者は朝食をとらずに待っていたが，午前中には検査に呼ばれなかった．

　上記の3事例の共通点は，患者に対する人格尊重の侵害である．患者中心の看護を，看護者中心の看護に転化している．

　①模範モデル，②反面教師を見極めることは，事象を選択する際の「基準」と「価値観」を可視化することができ，自身の将来の看護師像を描く手掛かりとなり，感性に磨きがかかる．

患者・家族の体験からの学び

　模範モデル，反面教師は，患者・家族の体験談からも学ぶこともできる．

新聞に掲載されていた患者家族の体験をもとに①模範モデル，②反面教師モデルの例を示す．

模範モデル

見回りなどで顔を見せたとき，去り際に，声をかけてくれる「また来ますね」の一言．寝たきりの患者は心細い．心理面でも看護師の支えを頼りにしている．しかし，ずっとそばにいてもらうわけにはいかない．

それだけに，「また，来ますね」の一言は「あなたのことを心配しています．大丈夫ですよ」と言われているようで心強かった．（読売新聞2013年6月5日）

反面教師

数年前に父が亡くなったとき，忘れられないことがあった．保育園の園長だった父は末期の肝臓がんで入院していた．園児らは父を励まそうと，絵を描いてくれた．そこには「早く元気になってね」と書いてあった．父もうれしかったようで，ベッドの横にテープで絵を貼っていた．

しかしある看護師が，何か用事をしながら父の顔も見ず，ついでのように「それ剥がしてくださいね」と言った．壁紙が痛むということが理由だった．ショックだった．残りわずかな命の患者と家族に，なぜ，そんな冷たい言い方ができるのか．せめて「申し訳ないのですが……」と，顔を見て言ってほしかった．思い出すと涙が出てくる．」
（読売新聞2012年12月23日）

この両者の看護師について，どう思うだろうか．

患者・家族と看護師との関係について作家の柳田邦男は「二・五人称の視点」という言葉を用いて「『気づき』の力―生き方を変え，国を変える」（新潮社，2008年）のなかで以下のように述べている．自身の将来の看護師像を考えるうえでも，是非参考にしてほしい．

＊

医療者は医師にしろ看護師にしろ，いつも冷静で客観的な姿勢を維持することを求められているが，その姿勢が「冷たい三人称の視点」であっては，患者は突き放されたような気持ちになってしまう．かといって，一人称（患者）や二人称（家族）と全く同じ気持ちになってしまったのでは，医療者は患者・家族と感情の同一化が起こり，燃えつきてしまう．

そこで，冷静かつ客観的に医学や看護学をベースに置いた対応として，「三人称の視点」を維持するとともに，それだけで割り切るのではなく，自分が患者あるいは家族だったらという，一人称・二人称の立場の人に寄り添う姿勢を合わせ持つ「二・五人称の視点」を提唱している[1]．

引用文献
1) 柳田邦男:「気づき」の力―生き方を変え，国を変える. 新潮社，2008.

Step 3-3 学習の振り返り

- 「ロールモデル」について説明してみよう．
- 自分自身の将来の看護師像について語ってみよう．

4 倫理カンファレンス

Step 3

Step 3-4 学習目標
- 倫理カンファレンスの全体像を理解する.
- 代表的な倫理検討のツールを理解する.
- 倫理カンファレンスを実施するうえでの注意点を理解する.

　普段の臨床現場や臨床倫理セミナーにおいて，看護師に倫理カンファレンスについて聞くと，「苦手です」「よくわからない」といった声がよく聞かれる．倫理カンファレンスは，日々のカンファレンスと違い，「特別なもの」「倫理を考える話し合いの場」と感じている人が多く，臨床倫理や看護倫理研修会に参加しても，現場に生かすうえでどうすればよいか悩んでいる看護師も，少なくないと思われる．臨床倫理や看護倫理を学び，臨床実践に生かすには，倫理カンファレンスが大きな鍵になる．

倫理カンファレンスとは

　看護者は，多くの時間を患者の傍らにいる．患者の権利を尊重するとともに患者が抱える問題と向き合い，信頼関係を築きながら，その患者にとって最善の医療が提供され，倫理的に行動することが大切である[1]．
　倫理カンファレンスとは，患者や家族の希望や思いを汲み取り，それらを今行われている治療やケアにどのように擦り合わせるかを考えながら，「患者や家族の意思決定支援をどうするか」「患者や家族の自立支援をどうするか」「医療者の考えている治療やケアは患者や家族の意向に添っているか」「医療者の治療やケアが医療者間で相違がないか，それによる不利益は生じていないか」などを看護師間，看護師—医師間などで話し合うプロセスのことである.
　篠田[2]はカンファレンスの目的について，①メンバー間の意見交換により情報の共有化を図りつつ，②多面的なアセスメントや意見交換による対象理解の深化と有益な支援方法を検討し，③信頼関係を構築しながらチームを成長させること，と述べているが，これは倫理カンファレンスにも共通する．
　倫理的問題を検討するなかで，患者—医療者間，看護師間，多職種間で価値観を共有し，信頼関係を構築し，新たな知見を得ながらチーム力を高めるなかで，よりよい患者や家族の意思決定支援やケアの提供を目指すことが，倫理カンファレンスの目的である．

倫理カンファレンスの実際

　倫理カンファレンスは，病棟や外来で看護師間や多職種合同で行われる場合（定期的に月1回，半年に1回など）や，施設全体で半年～1年に1回程度，倫理的問題を取り上げて事例検討会を行っている施設もあり，さまざまな形態で行われている．倫理カンファレンスという名称を使わなくても，臨床実践のなかでは，外来や病棟でのカンファレンス，退院調整の検討，デスカンファレンス，事例検討会などにおいて，倫理的な問題が検討されている．

　患者や家族の意思決定支援や治療方針を考える場合，患者や家族の自律をどのように尊重するか，また患者や医療者の間で意見や価値観の相違がある場合，それらを踏まえて患者や家族にどのようにかかわるかなどを話し合うなかで，倫理という言葉は直接的に使われていなくても，倫理的視点で話し合い，倫理カンファレンスが行われているのである．

　以下では，効果的な倫理カンファレンスを行うための留意点について説明する．

倫理カンファレンスの準備

1　事例検討の内容の情報収集・整理

　倫理カンファレンスを効果的に行うために，一定のツールを使うことが推奨されている．ツールにより，患者や家族の全体像をつかみやすく，目的や情報の共有や話し合いの焦点化を行いやすくなる．

a　倫理検討ツール

　代表的な倫理検討のツールとして，ジョンセン（Jonsen）の「4分割表」[3]や，清水の「臨床倫理検討シート」[4,5]などがある．ジョンセンの「4分割表」は，事例検討者が感じている倫理的問題を「医学的適応」「患者の意向」「生活の質（quality of life：QOL）」「周囲の状況」の視点で，情報を整理して話し合えるツールである．清水の「臨床倫理検討シート」（p.147 **表1**）は，事例検討の内容について，「患者や家族の意向を尊重しているか」「検討事項のメリット・デメリットはどのようなものがあるか」「患者や家族と医療者が問題としていることを共有しているか」などを検討するツールである．

　表1に，「臨床倫理検討シート」の記入の仕方，および倫理カンファレンスを行う際の注意点を示す．臨床のなかで毎回，このようなツールを使うことは難しいが，倫理カンファレンスを有効に行ううえでは，非常に有用である．

b　ツールを使用する際の注意点

　さまざまなツールは，情報の整理や共有に効果的であるが，患者や家族などで起こっている問題をツールに当てはめて終わらないように，注意する必要がある．

　倫理カンファレンスにおいて，患者や家族や医療者の状況をツールに当てはめる作業をしていると，内容の検討よりも，「どこに記載するか」といった視点になりがちで，今後のケアや支援の方向性を考える前に，時間切れになってしまう場合が少なくない．

　限られた時間のなかで，倫理カンファレンスを有効に行うためには，事例提供者が，ツールを使ってある程度まとめた後に，倫理カン

ファレンスを行うことが重要である．これにより，現在起こっている問題だけでなく，事例提供者の悩みやジレンマも把握しやすくなり，有効な倫理カンファレンスへとつながる．

c 多職種でのカンファレンスが重要

いつも働いている職場のメンバーだけで，倫理カンファレンスをくり返していくと，倫理カンファレンスの意見や対応策が画一的で，パターナリズムのケアや支援になる傾向が出てくる．多職種でカンファレンスを行うことは，個々の専門職の専門性を生かし，患者や家族のよりよいケアや支援に向けて，広がりのある話し合いをすることができると考えられる．

これは患者や家族のQOLを高めるだけではなく，各専門職の知識や技術の向上にもつながるだろう．

2 倫理カンファレンスを始める前の留意点

a カンファレンスの目的を明確にして，共有する

倫理カンファレンスに参加する医療者では，一人ひとりの価値観や視点には，必ず違いがある．多職種であれば，それに専門分野における特殊性も加わってくる．

十分に話し合いの目的を共有していなければ，参加者が個々に考えている問題点を出し合うだけで時間切れとなり，対応策を検討できないまま，倫理カンファレンスが終わることになる．

限られた時間のなかで，効果的に倫理カンファレンスを行うためには，話し合う目的を明確にして，個々の看護師や多職種が情報を共有したうえで話し合うようにすると，参加者の価値観や専門性を生かした対応策がまとまりやすい．

臨床実践の現場では，時間がないなかで倫理カンファレンスを行うことが多く，時間を有効に使いながら，「患者の今起こっている問題や悩みをどのように支援していくのか」を考えることが求められる．患者や家族を取り巻く苦痛や問題はたくさん考えられるが，そのなかで一番話し合いたいテーマや早急に話し合いたい問題を1つか2つ，丁寧に話し合うことが重要である．こうした取り組みが，よりよい患者・家族支援につながるだろう．

b 事例提供者の立場を考慮する

参加者の姿勢として，一般的な意見ばかりを述べたり，事例提供者へ「教えてやる」ような立場で意見を述べるべきではない．「自分だったらどうするか．どのように感じるか」という事例提供者と同じ立場に立って，意見を述べるようにする．

検討している内容を，他人事として捉えるのではなく，相手の立場を考え，思いやりをもったディスカッションを行うことで，事例提供者や参加者が意見を出し合えるよい環境をつくることができる．

倫理カンファレンスのなかでの留意点

a 「よいケア」「悪いケア」を決める場所ではない

倫理カンファレンスでは，事例提供者がジレンマを感じていることに対して，問題を整理し，ジレンマを解消・解決する方法があるのか，最善策はないかをチームで検討することが大切である．

事例検討の目的は，参加者が広い視野で，多くの意見を出し合いながら，よりよいケアを目指していくことである．事例提供者のかかわりが「よいケア」「悪いケア」であったかなどを評価するカンファレンスにならないよう，心がけなければならない．

b 情報やケアの「ないもの探し」をしない

事例提供者に対して，参加者が「〜の情報がない」「〜をすればよかったのではないか」「〜をしていない」など，不足している情報やケアを列挙するだけのカンファレンスになることがある．検討事例を客観的に捉え，不足している情報やケアに気づくことも大切かもしれないが，そういった状況をどのようによいケアにつなげていくかを具体的に検討することが重要である．

参加者が「今何をすべきか，どのように行うか」を検討することが，よりよい倫理カンファレンスを行うためのポイントである．

c お互いを認め合いながら進行する

倫理カンファレンスのテーマは，患者や家族の苦悩や，医療者間の意見の相違によるジレンマなど，繊細な問題が多い．そのため，事例提供者や参加者も難しい問題に直面し，不安や緊張感を抱えながら話し合っていることが多い．

否定的な意見が多く出される倫理カンファレンスでは，事例提供者も参加者も疲弊し，傷つき，さらに問題解決方法も出ないまま未消化感だけが残るカンファレンスになりやすい．

相手の意見を肯定しながら自分の意見を述べると，より多くの意見が集まるようになり，積極的な倫理カンファレンスになる．

d 倫理カンファレンスの意見が出ないときや，話し合いに行き詰ったとき

事例に対する意見が出ないときや意見が対立したときは，事例に関連した内容で，働いているなかで気になっていることや，同じような事例を体験していないかなどを話し合う．

または事例を聞いてどのように感じているのかを，率直に参加者に話してもらうと，話し合いが広がることもある．

倫理カンファレンスのまとめ方

a 倫理カンファレンスで出た意見を無理にまとめない

倫理カンファレンスでの意見に相違があった場合は，無理やり1つの意見にまとめたり，完結させないように配慮する．これを無理に行うと，カンファレンスが台無しになることもある．真剣に話し合えば話し合うほど，多種多様な意見が出る．事例を多面的に考えると，患者・家族に必要な支援やケアは1つになるとは限らない．

話し合った意見を振り返りながら，優先順位を考えてケアを展開すること，また不足している情報をいつまでにどのように収集するのかなどを決め，必要時は，再度倫理カンファレンスを行う日を設定するとよい．

b 予定された時間内に終了するよう心がける

予定された時間内に倫理カンファレンスを終えることが基本である．話し合いが途中の場合でも，話し合ったところまでをまとめて，次につなげる．あらかじめ倫理カンファレン

ス開始時に，そのことを告げておくべきである．

　倫理カンファレンスの開始時や前半は意見を述べる人が少なく，後半になって議論が活発になり，時間を延長してしまう場合もある．それでも意見がまとまるとは限らず，こうした状況が医療スタッフの倫理カンファレンスに対する「苦手意識」につながりかねない．

　どのような状況にあっても時間内で「まとめる力」を身につけることは，倫理カンファレンスだけではなく，さまざまな場で活用できるだろう．

＊

　看護師は，患者や家族と出会いや別れをくり返している．看護師はかかわる時間の長短にかかわらず，それぞれ専門性を発揮しながら，患者や家族のよりよいケアや支援を目指し，日々奮闘している．そのなかで「出会った患者や家族を思い，悩むこと」「後悔をすること」は，とても尊いことであるといえる．

　石垣は，「その人にしか生きられないかけがえのない人生を生きている患者さんだということをしっかりふまえたうえで，その患者さんにとってベストの医療を専門家として考え，その人の価値観や意思とあわせて考えることが大切」であると述べている[5]．

　患者や家族だけではなく，医療者もお互いを支え合い尊重しながら，よりよいケアや支援を目指すためにはどうすればよいかを検討していくには，倫理カンファレンスは非常に有用である．

引用文献
1) 渕本雅昭，神田直樹：カンファレンスで根付かせる看護倫理　現場導入の仕方．日総研，2012．
2) 篠田道子：チームの連携力を高めるカンファレンスの進め方．日本看護協会出版会．p.2〜5，2013．
3) Albert R. Jonsen, Mark Siegler, William J. Winslade：臨床倫理学における倫理決定のための実践的なアプローチ，第5版（赤林朗，蔵田伸雄，児玉聡監訳）．新興医学出版社，2006．
4) 清水哲郎，臨床倫理プロジェクト：臨床倫理エッセンシャルズ．東京大学大学院人文社会科系研究科死生学・応用倫理センター上廣講座資料．p.19〜26，2013．
5) 石垣靖子，清水哲郎：臨床倫理ベーシックレッスン．日本看護協会出版会．p.10〜21，2012．

参考文献
1) 濱口恵子，江口恵子：緩和ケアにおける倫理的配慮と看護師の役割．緩和医療学11（1）：20〜27，2009．
2) 清水哲郎：清水哲郎による臨床倫理のススメ．看護技術59（1〜14），2013．

Step 3-4　学習の振り返り

- 倫理カンファレンスでは，どのようなことを話し合うのか説明してみよう．
- 倫理カンファレンスを行ううえで，注意しなければならないことについて説明してみよう．

表1 「臨床倫理検討シート」（記入の仕方）

効率よく臨床倫理シートを使用するには，事例提供者がステップ1〜3の赤で書かれている部分を記入し，青で書かれている部分をカンファレンスで検討するとよい．

＊検討内容：前向きの検討　方針の決定／医療・介護中に起きた問題への対応
　　　　　　振り返る検討　すでに起こったことを見直し，今後につなげる

〔ステップ1〕　　　　　　　記録者［　　　　　　　］　　日付［　　　　〜　　　　］

1−1 本人プロフィール
名（仮名），年齢，性別，家族構成，本人の生活をごく簡単に記入する．
1−2 経過
これまでの経過をまとめて書く．事例提供者からみた経過を記入する． 特に検討したい内容や状況を具体的に書くこと． なお，ステップ1に先立って「検討内容」とあるが，前向きの検討では，「これからどうしようか？」と未来のことを検討することを指す． 振り返る検討では，すでに起きたこと，自分たちが対応したことについて，振り返って検討することを指す． 検討しようとしている事例にあてはまるほうを，○で囲む．
1−3 分岐点
検討したいと思った内容や，選択肢で迷っている内容を簡単に記入する．

〔ステップ2〕　　　情報の整理と共有【時点：　／　選択の内容：1〜3に記した分岐点について書く】

A　医療・介護情報と判断	
2A−1 選択肢の枚挙とメリット・デメリットのアセスメント 分岐点で，迷っている選択肢を挙げ，それぞれの ・メリット（選択肢を選んだときに，予測されるメリットや選択肢を選んでほしい理由を書く） ・デメリット（選択肢を選んだときに，予測されるデメリットや避けたい理由を書く） について記載する．選択肢は，医療・介護側が考える選択肢と，患者・家族が希望した選択肢も挙げて，記入する．	**2A−2 社会的視点から** 左欄の選択肢のそれぞれについて，それを実行する場合に，社会的視点からみて問題がないか，あるいは行っておくべきことはないかを考え，記入する（該当がなければ空欄）．
2A−3 説明　本人に対して 2A−1，2について，説明した内容を記入する．	家族に対して 同左
B　本人・家族の意思と生活	
2B−1 本人の理解と意向 選択肢について，本人はどういう理解や意向をもっているか，その意向を裏付けるような，本人の発言や振舞いを記入する． 意思確認ができない状態であれば，そのことを記入する．	**2B−2 家族の理解と意向** 家族について，2B−1と同じことを記入する． 家族のなかで異なる立場があるときには，それぞれ記入する． 関係する家族がいない場合などは，そのことを記入する．

2B-3 本人の生き方，価値観や人柄について（これらに関係するかもしれないエピソードなど）
今問題になっている選択肢に直接関係しないかもしれないが，本人の人生についての考えや価値観，現在の関心事を示すような発言や振舞いがあれば，それらを記入する．
本人にとって何が最善かを考えるうえで，役に立つかもしれない情報をメモしておく．

〔ステップ3〕 検討とオリエンテーション

3-0 問題となっていること・問題を感じていること
ステップ1と2の経過記述と整理に基づき，今悩んでいること・考えている問題点などを自由に記入する．
3-0で挙げられた問題点について，3-1，3-2，3-3において，倫理的姿勢という観点から整理する．

3-1 人として尊重することをめぐって	3-2 相手の益を目指すことをめぐって
*本人・家族の意思・希望を尊重するには？ 　・説明は適切・十分にされているか 　・医療者は，本人・家族の思いを理解しようとしているか． *本人・家族がその人らしく生きるために選択ができるよう，サポートできることは？ *今行われている治療やケアは，患者・家族を尊重しているのか？	*ステップ2のメリット・デメリットの内容は，患者・家族にとって個別化した選択肢となっているか． *選択肢について，意見の不一致はないか．ある場合，それは状況認識の違いによるか，あるいは状況に向かう姿勢（価値観など）の違いによるか *選択肢について，医療の価値観による評価と本人の個人的価値観による評価の衝突はないか／患者と家族の利害の衝突はないか *振り返りの検討の場合，結果としてベストな選択だったか．さもなければ，はじめからリスクを予測して考えていた選択だったか，それとも選択したプロセスのどこかにまずい点があったか．
3-3 社会的視点でのチェック *第三者に不当な害を与えたり，負担をかけたりする点はないか． *社会的資源を患者・家族が使うための支援は十分か． *社会的合意・通念と食い違う点はないか（法，ガイドライン，地域の慣習への配慮）．	**3-4 総合的検討と今後の対応の方針** 3-1，3-2，3-3の検討をふまえ， *3-1〜3-3の間にまたがるような点を抽出する． *今後の対応にどう生かしていくかを考える． ・患者・家族が一歩前進するために，どのようなことを期待し，どう支えたら（働きかけたら）よいか． *相手の長所や強みや可能性をみつけ，それを強化していく方向で支援を考える． *問題の根本的解決や今後くり返し起こらないためには，医療・介護チームとしてどうするか． *チームを超えた組織や行政などにはたらきかけが必要なことかなども必要時は視野に入れて検討する． 　・医療・介護機関（病院・病棟・施設など）のシステム／制度の問題点と改善策（例：倫理委員会としてガイドラインをつくる，チームの合意形成のプロセスについて機関として方針を立てる） 　・医療・介護制度その他，社会的視点で改善が望まれる点

（清水哲郎，臨床倫理プロジェクト：臨床倫理エッセンシャルズ，東京大学大学院人文社会系研究科死生学・応用倫理センター上廣講座，19-26, 2013より改変）

看護研究に必要な看護倫理

Step 4

1 看護研究における倫理

看護研究における倫理

Step 4-1 学習目標
- 医学研究に対する倫理的原則を示している「ヘルシンキ宣言」について理解する．
- 研究倫理審査の目的と内容について理解する．
- 研究成果の公表の際に，研究者自身に求められる倫理について理解する．

研究における倫理の始まり

看護研究の対象は「人」である．そのため，研究対象の人権やプライバシーは十分に配慮されなければならない．特に健康問題を抱え，弱い立場におかれている人を対象とする際には，倫理上の特別な配慮が求められる．

研究に対する倫理上の問題が本格的に問われ始めたのは，1964（昭和39）年6月にヘルシンキで開催された第18回世界医学界総会（World Medical Association：WMA）での「ヘルシンキ宣言」からである．この会議では，人を対象とする医学研究を実施する際の倫理的原則が話し合われ，明文化された．

その後，この倫理原則は，1975（昭和50）年10月（東京），1983（昭和58）年10月（ベニス），1989（平成元）年9月（九龍），1996（平成8）年10月（サマーセットウエスト），2000（平成12）年10月（エジンバラ），そして2008（平成20）年10月に開催されたWMAソウル総会で大幅な修正が行われ現在に至っている．

1 ヘルシンキ宣言

ヘルシンキ宣言は，研究を実施するための研究倫理上のバイブルとして，医療分野で研究を行っていく際の必須事項となっている．このヘルシンキ宣言の本文は，大きく「序言」「医学研究のための基本原則」「メディカル・ケアと結びついた医学研究のための追加原則」の3つの柱で構成されている．

a 序言

「序言」では，ヒトを対象とする医学研究にかかわる医師，その他の関係者に対する指針を示す倫理的原則として，以下が記載されている．

① 類の健康を向上させ守ること．
② 被験者の福利に対する配慮が科学的および社会的利益よりも優先されなければならないこと．
③ 最善であると証明された予防，診断および治療方法であっても，絶えず再検証されなければならないこと．
④ ほとんどの予防，診断および治療方法に危

険および負担が伴うこと．
⑤すべての人間に対する尊敬を深め，その健康および権利を擁護する倫理基準に従わなければならないこと．

b 医学研究のための基本原則

「医学研究のための基本原則」では，以下が記載されている．
①被験者の生命，健康，プライバシーおよび尊厳を守ること．
②一般的に受け入れられた科学的原則に従うこと．
③環境に影響を及ぼすおそれのある研究を実施する際の取り扱いには，十分な配慮が必要であり，また研究に使用される動物の生活環境も配慮されなければならないこと．
④実験手続の計画および作業内容は，実験計画書のなかに明示されていなければならないこと．

*

これらの4項目に加えて，審査の具体的な方法として，特別に組織された倫理審査委員会に，研究の実施方法や倫理上の配慮が記された計画書を提出しなければならないこと，審査委員会に対し，資金提供，スポンサー，研究関連組織とのかかわり，その他起こりうる利害の衝突および被験者に対する報奨についても，報告しなければならないこと，などが記されている．

その他，審査にあたっては研究計画書を準備し，以下のような内容を満たすことが求められる．
①倫理的配慮に関する言明を含み，またこの宣言が言明する諸原則に従っていることを明示すること．
②その目的の重要性が，研究に伴う被験者の危険と負担に勝る場合にのみ行われるべきであること．
③対象者の自由意志によるインフォームド・コンセントを，望ましくは文書で得なければならないこと．文書による同意を得ることができない場合には，その同意は正式な文書に記録され，証人によって証明されることを要すること．
④法的無能力者，身体的もしくは精神的に同意ができない者，または法的に無能力な未成年者を研究対象とするときには，研究者は適用法の下で法的な資格のある代理人からインフォームド・コンセントを取得することを要すること．

c メディカル・ケアと結びついた医学研究のための追加原則

「メディカル・ケアと結びついた医学研究のための追加原則」においては，医学研究のメディカル・ケアについて，以下の原則が記されている．
①その研究が予防，診断または治療上価値があり得るとして正当であるとされる範囲に限られること．
②研究参加の拒否が，患者と医師の関係を断じて妨げるべきではないこと．

*

詳細については，日本医師会のホームページにおいて日本語訳された全文が紹介されているので，参考にしてほしい（http://www.med.or.jp/wma/helsinki08_j.html）．

2 看護における研究倫理の始まり

看護界では当初，ヘルシンキ宣言とニュルンベルグ綱領（第二次世界大戦中のドイツ軍の医学実験の反省に基づいて1947年に制定された基本原則）を，研究倫理の原則として

順守してきた．しかし，今日の高度な医療の進歩に伴って，新たな課題が山積するなかで，看護研究を実施していくうえでの，独自の研究倫理原則が必要となった．

まず日本看護協会は「看護倫理検討委員会」を組織し，2003（平成15）年に「看護研究における倫理指針」(http://www.kana-kango.or.jp/img/gakkai_01.pdf) を提案した．作成にあたっては，「看護者の倫理綱領」（2003年），「国際看護師協会（International Council of Nurses：ICN）看護師の倫理綱領」（2000年），ICN「看護研究のための倫理指針」（1996年）(http://www.nurse.or.jp/nursing/international/icn/definition/data/guiding.pdf)，および厚生労働省「臨床研究に関する倫理指針」（2003年7月）(http://www.mhlw.go.jp/general/seido/kousei/i-kenkyu/rinsyo/dl/shishin.pdf) などを基本とし，これらと矛盾しないものとした．

日本看護協会が提言した研究倫理綱領の序章では，その目的を以下のように著している．

「本指針は，看護者が専門職としての社会的責任において，看護研究を行う際，あるいは研究に関与する際の倫理的配慮についての基本的な考え方を示すものであり，以下の3点を目的としている．

1) 看護ケアの提供者である看護者が，看護ケアの受け手を対象として行う研究の倫理的指針となる．
2) 看護ケアの対象者が研究の対象となる際に，ケア対象者の権利を擁護する指針となる．
3) 医療機関等の組織が，研究の倫理的な側面について審査を行う際に活用できる指針となる．

＊

これらの内容の詳細は，インターネット上で公開されているのでご覧いただきたい．

このような動きのほかに，日本の看護系学会においても，各学会の特色に合わせた独自の研究倫理原則や指針を検討する動きが始まった．看護系学会のなかでは歴史的にも古く，学術団体の1つである「日本看護科学学会」においては，「研究倫理審査委員会」を設置し，2009（平成21）年に研究倫理規程を策定し，会員への研究倫理に対する周知と推進を図っている(http://jans.umin.ac.jp/about/shinsa.html)．その第一条において，研究倫理審査を実施していくことの目的を，「"臨床研究に関する倫理指針（厚生労働省）" ならびに "看護研究における倫理指針（日本看護協会）" を考慮しながら倫理的配慮のもとに行われるかどうかを審査することを目的とする」としている．

また，日本看護研究学会では，研究倫理の必要性について検討を始め，2014（平成26）年5月に**表1**のような研究倫理のための原則を提言し，当該学術誌およびホームページ上で公開し，会員に周知した．そして同時に，同学会は研究倫理審査委員会をもたない組織に属している会員に対して，学術集会中に交流集会や相談窓口を設けるとともに，研究支援の方法を数年かけて検討し，実施してきた．

それらの実績により，研究倫理審査を希望する会員に対して，審査を代行する事業を始めている．そのための様式として，「日本看護研究学会研究倫理審査申請書(http://www.jsnr.jp/outline/ethics/post-2.html)」が開示されているので，詳細はホームページを参考にしていただきたい．

研究倫理委員会の組織化

研究倫理審査の目的は，研究対象者の人権

表1　学術学会における研究倫理基本原則（日本看護学教育学会　研究倫理原則より）

日本看護研究学会では研究を計画するに当たり，研究者が遵守する研究倫理の基本原則を掲げる．

1．対象者に対する公平性と権利の保障
対象に害を及ぼす可能性に配慮する．例えば，調査研究の参加者として学生やクライアントを募集する場合，参加は任意であることを明確にし，研究参加への公平な選択肢を与える．すなわち，学生と指導者との関係にある場合，強制力が働く危険性について十分な配慮を行うと同時に，個人またはグループの権利を保障する．

2．確かなインフォームド・コンセントと手続き
インフォームド・コンセントは，研究協力に対する説明・理解・納得・同意を満たすように配慮する．個人の自発的参加によって予想されるリスクと利点に関する知識を十分に理解した上で研究の参加を求める．対象者には，研究の目的，期待される効果，協力内容等について十分に説明し，潜在的なリスク，不快感や副作用，予見可能なリスクをも説明する．さらに，同意した後でも研究参加への撤回・拒否が可能であり，そうしても何ら不利益をこうむらないことを保証する．

3．機密性の保持と個人の尊厳・プライバシーへの保障
機密性の保持と個人々人のプライバシーを擁護することは，すべての研究の営みについて重要である．対象が，不快に感じる場合には，直ぐに中止できるように，研究のための説明文や調査紙等の表紙に明示する．また，データが，どのように使われるかに関する情報を提示（写真，オーディオおよびビデオの録音など・・・）する．またその際の機密性の限界についても説明し，理解を得る．さらに，その同意を確保する．

4．研究計画に応じた様々な研究倫理原則の活用
実施する研究計画に関して，様々な学問分野で検討されている研究倫理上の基準を十分に認識しながら，それらに抵触しないように配慮する．これこそが，研究者の倫理的ジレンマを回避し，解決することができる最善の方法である．

5．関係した著者名の明示と知的財産を話し合う
研究計画の設計，実施，分析や解釈に実質的に寄与した者のみが，著者となる．研究者名をどのような順序で明記するかについて，協力関係の開始時にあらかじめ協議する．

（一般社団法人日本看護研究学会　研究倫理原則 2014.5.7）

とプライバシーの保護である．研究者は，成果を期待することを重視し，倫理上の配慮を怠ってしまう場合がある．そのため，研究活動を事業として実施する機関においては，独立した委員会（研究倫理委員会）を組織し，当該組織内で実施される研究に対して，客観的な立場で倫理審査を行うことが責務となっている．

図1は，研究倫理委員会の審査の流れを図式化したものである．研究倫理委員会は，通常7～10名程度の委員より構成され，審査に必要な書類（研究計画書，依頼書，同意書，同意撤回書，利益相反に関する書類など）を申請者から提出してもらい，研究内容に倫理上の問題がないかどうかを判断する．

研究倫理委員会のメンバー構成は，当該機関の職員以外に，より客観的な立場で判断するために，機関外の有識者にも参加してもらうことが一般的である．

研究倫理委員会を組織する場合には，当該施設ごとに「研究倫理委員会規程」が策定される．このような規定を，施設の特性や研究分野の種類（例：疫学研究，介入研究，観察研究，ヒトゲノムに関する研究など）に応じて準備するとともに，第三者委員会によって研究実施における倫理上の保証を得ることは，現在の学術研究会や学会では必須事項となっている．

研究倫理における審査内容

研究倫理審査におけるチェックリストを**表2**に示す．ここでは，「全般的なチェック項目」

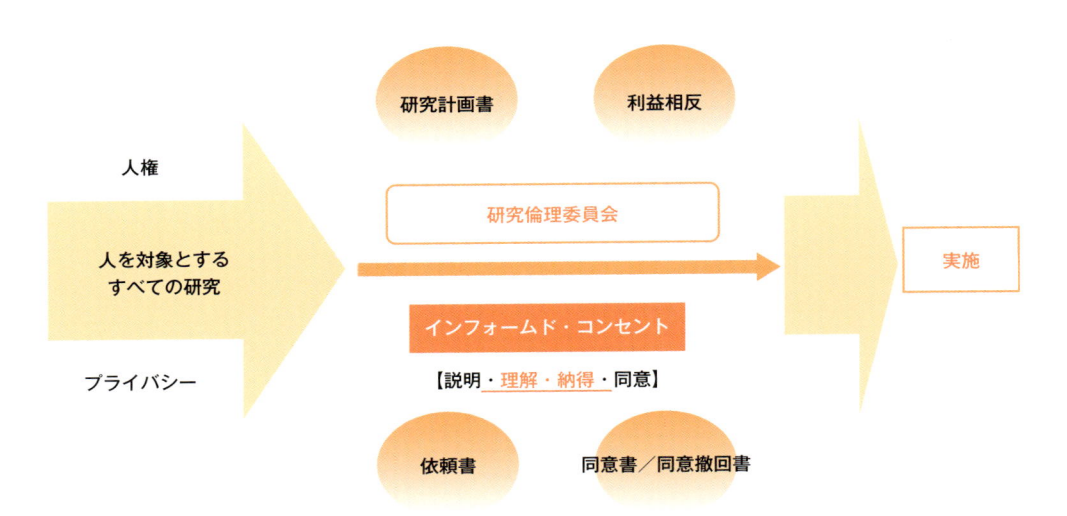

ステップ 4　看護研究に必要な看護倫理

図1　研究倫理審査の流れ

（図：人を対象とするすべての研究（人権・プライバシー）→ 研究倫理委員会〔研究計画書・利益相反・依頼書・同意書／同意撤回書〕／インフォームド・コンセント【説明・理解・納得・同意】→ 実施）

研究倫理審査のために提出される書類は，「研究計画書」「依頼書」「同意書」「同意撤回書」「利益相反書類」などが挙げられる．これらの提出書類の内容について，研究倫理委員会は，当該研究が対象の人権とプライバシー保護の観点から，十分なインフォームド・コンセントに基づいているかどうかについて判断し，当該研究の実施を承認することになる．看護研究の対象は，人であることが多いため，必ず研究倫理上の判断を，組織化された第三者機関を通じて審査できる体制を準備することが必要となる．

表2　研究倫理審査のチェックリスト

■全般的なチェック項目■
- □ 人権の配慮がなされているか．
- □ 個人の尊厳および自由意思の尊重について配慮されているか．
- □ 個人のプライバシーは守られているか．
- □ 対象者に研究内容がわかりやすく適切に伝えられているか．
- □ 安全に対する配慮がなされているか．
- □ 依頼書が準備され，必要な内容を満たしているか．
- □ インフォームド・コンセントに基づく同意書が準備され，適切な内容を満たしているか．

■研究計画書に記載されるべき「倫理的配慮」について
- □ 研究対象者の明示について
- □ 研究対象者の研究協力による利益について
- □ 協力によって生じる研究対象者への影響について
- □ 研究対象者に合併症や副作用などが生じた場合の対応や措置について
- □ 研究対象者が協力を拒否できることを守る措置について
- □ データ収集や処理方法等におけるプライバシー保護のための措置について
- □ 研究成果の公開方法について
- □ 研究開始および終了予定の年月日について

■「依頼書」の記述について
- □ 研究の内容や手順がわかりやすく記載されているか．
- □ 研究協力に伴う不利益，不自由，リスクが記載されているか．
- □ 自由に辞退や撤回ができて，不利益にならないことが記載されているか．
- □ 研究協力者への利益や社会への還元などが記載されているか．
- □ 予想される身体精神的負担と，それが生じた場合の対処について記載されているか．
- □ 研究協力にかかわる質問には必ず回答することが記載されているか．
- □ 研究成果の発表方法とプライバシーを守る手だてについて記載されているか．
- □ 研究担当者および責任者の連絡先が記載されているか（学生の個人連絡先は記載しない）．

■「同意書」の記述について
- □ 研究タイトルが明示されているか．
- □ 同意した日が明示されているか．
- □ 同意した対象者の署名欄（自書署名か捺印，代理人の署名欄を含む）が設けられているか．
- □ 説明者の署名欄が設けられているか．
- □ 対象者と研究者の2つの同意書が準備されているか．

の7項目について説明する．

1つ目は，研究対象となる人たちの「人権への配慮がなされているか」である．人権を阻害するような協力内容であるならば，当該研究を中止するか，あるいは研究計画に戻って再検討すべきである．

2つ目は，研究過程で「個人の尊厳および自由意志の尊重について配慮されているかどうか」である．いつでも対象者が協力を辞退しやすい環境を整えておくべきことが重要だからである．特に医療者と患者の関係では，対象者に協力への強制力がはたらきやすいので，この点について十分に配慮する必要がある．

3つ目は「個人のプライバシーは守られているか」である．研究協力によって得られた個人情報が漏洩するような状況は絶対に避けるべきである．

4つ目は「対象者に研究内容がわかりやすく適切に伝えられているか」である．内容が伝わっていない場合には，協力の同意が成立していないこととなる．

5つ目は，「安全に対する配慮が十分になされているか」である．少しでもリスクがある場合には，事前に対象者に伝えておき，もし不測の事態が生じた場合の対応などについて同意を得ておくべきである．

6つ目は「依頼書が準備され，必要な内容を満たしているか」である．対象者から同意を得る場合には，対象者が協力内容を理解していることが重要である．

7つ目は「インフォームド・コンセントに基づく同意書が準備され，適切な内容を満たしているか」である．**図1**でも示したように，インフォームド・コンセントとは，単に説明と同意のみではなく，協力事項に対する理解と納得が重要である．

＊

以上のように，研究実施にあたっては，研究倫理に対するチェックを十分に確認したうえで，協力を依頼することが必須となる．**表2**は全般的なチェック項目に，注意すべき細部の具体的チェック項目も加えたものである．研究倫理申請の際の最終確認に役立ててほしい．

研究倫理申請に必要な書類

研究倫理審査には，研究内容とそれに対する倫理上の事項について把握できる書類が必要である．各組織の研究倫理委員会には，特定の書式が準備されているが，必要な書類は大きく分けると，「研究倫理申請書」「研究計画書」「依頼書」「同意書」「同意撤回書」「利益相反書類」が挙げられる（参考として，日本看護研究学会のホームページをご覧いただきたい．http://www.jsnr.jp/outline/ethics/post-2.html）．

1 研究倫理申請書

「研究倫理申請書（表紙）」には，①研究者名，②研究テーマ，③倫理的配慮のための方法，④研究成果の公開方法，そして⑤研究開始・終了予定年月日など，倫理申請書類の内容の要点が簡潔にまとめられ，全体の概要を把握できる書式になっているのが一般的である．

①研究者名：倫理申請をする者を筆頭に，研究代表者と共同研究メンバー全員の名前と所属が記される．研究倫理委員会においてヒアリングが行われる場合には，申請者がそれに応じることになる．

②**研究テーマ**：研究のテーマを記す．
③**倫理的配慮のための方法**：どのような人に研究協力を求めるのか，そしてどのように依頼するのか，などの概略を記入することが一般的である．また研究対象者が研究協力によって，個人および社会の役に立つかなど，協力によって何らかの意義があることを明示することが重要である．また一方では，研究の協力によって生じるマイナス面の影響も想定し，協力によって生じる身体的・精神的な負担について，可能な限り明らかにし，万が一身体的・精神的な症状が現れた場合に，どのような対処を準備しているかを明確にしておくことも重要である．

　研究協力にあたっては，強制力を排除し，自由意志を尊重し，人権やプライバシーの保護に対して，どのような方法で努めるかを記すことも重要である．
④**研究成果の公開方法**：分析されたデータがどのような方法・場で公開予定にしているかを記載する必要がある．協力者には，このような開示の場や方法についても具体化し，承諾を得ることが必要である．
⑤**研究開始・終了予定年月日**：研究活動がどのようなスケジュールで進められ，結果の公表も含めて，いつの時点ですべての作業が終わる予定かについて，知らせておく必要がある．

2　研究計画書

　研究倫理審査用の「研究計画書」は，特に対象の倫理的な配慮を重点的に記し，かつインフォームド・コンセントのための提示用資料としても使用できるように，読みやすくわかりやすい形で整理することが重要である．倫理審査用の研究計画書では，大きく3つの事項を記載する．
①**研究の目的**：研究の必要性や重要性をわかりやすく記載することで，研究協力者から十分な理解が得られ，インフォームド・コンセントのための重要な判断材料となる．
②**研究方法**：研究実施の過程を具体的にわかりやすく記載する．特に研究倫理にかかわる計画部分では，個人情報に関連する調査・実験内容の提示と研究対象者の選択方法や，依頼の仕方，およびそこから得られたデータの収集方法やその後の扱いなどについて，正確に記入することが重要である．
③**研究対象者への倫理上の配慮**：当該研究を実施するうえで配慮すべき倫理上の課題を明確にして，研究対象者に対する依頼方法と同意内容について記載する．

3　依頼書

　研究協力者に対し，インフォームド・コンセントを前提とした同意を得るための重要な手続きである．依頼書は，一般的には文頭の挨拶から始まり，依頼内容と倫理上の配慮について，読みやすく作成することが肝要である．依頼書に含まれる内容については，**表2**に示したような8項目が満たされているかどうかを慎重に判断することが求められる．書面の最後には，研究者の名前と連絡先は必ず記載する．

4　同意書

　依頼書の内容を十分に理解したうえで，研究協力に同意する旨を表明する文書である．これは，研究協力者と研究者が，お互いに同意書を交わすことで，依頼書の内容を守ることを前提に，研究を実施していくことを約束

する手続きである．そのため，同じ文書を2通用意し，お互いに保存しておくことが一般的である．

同意書に必要な内容は，依頼書に従って十分に説明を受け，同意した旨の文書を記したものと，同意した年月日，およびお互い（研究協力者と研究者）の署名が必要である．研究協力者が，依頼事項について，自らの判断が不可能とされる場合には，保護者の署名も合わせた同意が必要となる．

日本ではなお，研究協力の際におけるこのような同意書の取り交わしが一般的ではないので，こうした契約が大げさに受け止められ，研究協力に対する恐怖心を生じてしまうことがある．しかし研究者は，インフォームド・コンセントの必要性を協力者たちに十分に説明したうえで，このような手続きにも同意してもらう努力が重要である．

また，いつでも研究協力に対して撤回できる権利も保証するために，「同意撤回書」を準備しておくことも重要である．**資料1，2**（p.159）には，申請書類の例を示しておくので，参考にしていただきたい．

5 利益相反書類

当該研究において経済的な利害関係が生じる可能性がある場合において，該当事項がある場合には審査される．利益相反とは，経済的な利益関係の形成に必要とされる「公正」かつ「適正」な判断が損なわれるのではないかとの懸念が生じる事態のことである．

研究を実施していく場合においても，利益相反は程度の差こそあれ必ず存在する．利益相反があること事態が問題なのではなく，それにより研究の倫理性および科学性が揺るがないことが大切である．

そのためには，利益相反に関しても個人で管理するのではなく，第三者が研究の倫理性および科学性を審査し担保する体制づくりが必要となる．詳しくは厚生労働省(http://www.mhlw.go.jp/seisakunitsuite/bunya/hokabunya/kenkyujigyou/i-kenkyu/index.html)および文部科学省(http://www.mext.go.jp/b_menu/shingi/gijyutu/gijyutu8/toushin/021102.htm#_Toc23855285)のホームページにおいて解説されているので，これらの事項を参考にして，研究の内容に応じた審査が求められる．

研究者の倫理

研究対象者への倫理的配慮はもちろん，研究倫理においては，研究成果の公表にあたっての研究者自身の倫理も重要である．特に注意すべき事項として4点が挙げられる．

①引用文献の不明記：研究において最も重要な部分は，そのオリジナリティである．他人のオリジナリティを借用し，自分のものののように公表してしまうことは，決して許されることではない．自身の研究のオリジナリティを主張するうえでも，引用部分は明確にすべきである．

また，引用文献の記載は，引用された研究者の評価にもつながる．そのため，名前や論文名，雑誌名，公表年月日など，正確な記載が必要である．

②重複投稿や分断投稿の禁止：これは同じ論文を異なる学会に発表したり投稿する，あるいは同じデータから得られた結果を少し変えて，何度も発表したり投稿したりすることである．

業績づくりのためのこのような営みは，研

究者の倫理観が疑われるばかりでなく，公表された研究結果自体の信頼性も失われることになる．論文のデータベース化が進むなかで，明らかにこのような行為が行われたと認められた場合には，その後の学術活動ができなくなることさえありうることを，認識すべきである．

③業績づくりのための不当な共著者の連名： 共著者とは本来，共同研究メンバーであり，当該研究実施の過程全般にわたって共同で進めてきた研究者であり，その研究に質問が出された場合には，十分に責任をもって答えられるような人であるべきである．

ICNで1997（平成9）年に策定された研究倫理のためのガイドラインのなかでも，研究者の倫理について触れており，儀礼的に共著者を連ねることを固く禁じている．

④論文のねつ造： 学術界の業績主義と，社会的な評価を急ぐあまりの研究結果の改ざん・ねつ造は，決して行ってはならない行為である．研究者の倫理観の欠如によって，社会的な話題となる事例は，毎年のように起こっており，事実の発覚によって大きな社会的な制裁を受けることになる．

引用・参考文献
1) 川口孝泰：看護研究ガイドマップ．医学書院，2002．
2) 南裕子編：看護における研究．日本看護協会出版会，2008．
3) 石井トク，川口孝泰，近田敬子ほか：研究倫理委員会2011年度活動報告．日本看護研究学会雑誌 35（4）：109〜112，2012．
4) 川口孝泰：アクセプトされる論文を書くために；研究の質を高めるコツと工夫，申請書の書き方・投稿論文のまとめ方．看護研究 42（2）：111〜127，2009．

Step 4-1 学習の振り返り

- 医学研究を行う際の倫理的原則としてどのようなものがあるか，説明してみよう．
- 研究倫理審査を申請する際に必要とされる書類について説明してみよう．
- 研究成果を公表する際に注意しなければならない事項について説明してみよう．

1 看護研究における倫理

資料2：同意撤回書の例（筑波大学）

```
            同 意 撤 回 書

筑波大学人間系長 殿

 私は「（研究課題名）」への参加に同意し、同意書に署名しましたが、
その同意を撤回いたします。

  平成　年　月　日

                         氏名（自署又は記名押印）
                         _____

「（研究課題名）」への参加の同意撤回を確認いたしました。

  平成　年　月　日

           確認者　所属
                   _____
                   氏名（自署）
                   _____
```

資料1：同意書の例（筑波大学）

```
              同 意 書

筑波大学人間系長 殿

 私は「XXXXXXX に関する実験的研究」の研究について、その目的、方法、
成果について十分な説明を受けました。また、本研究への協力に同意しなくても
何ら不利益を受けないことも確認したうえで、協力者になることに同意します。
ただし、この同意は、あくまでも私および参加児童自身の自由意思によるもの
であり、不利益を受けず随時撤回できるものであることを確認します。
                                          ┌─────────────────┐
                                          │研究参加者が児童や│
                                          │知的障害等のある人│
                                          │の場合、ルビを付すな│
                                          │ど平易な表記にする。│
                                          └─────────────────┘

  平成　年　月　日

           保護者氏名　　　　（自署）
                      _____
           （児童との続柄）
                      _____      ┌──────────────┐
           児童の氏名                                │保護者などの代諾者の│
                      _____      │場合には続柄など本人│
                                                    │と関係も明示する。  │
                                                    └──────────────┘

「XXXXXXX に関する実験的研究」の研究について、書面及び口頭により平
成　年　月　日に説明を行い、上記のとおり同意を得ました。

           説明者　所属
                   _____
                   氏名（自署又は記名押印）   ┌───────────────┐
                   _____  │基本的には自署。ただ│
                                              │し印字と印でも可。  │
                                              └───────────────┘
```

看護師国家試験過去問題（解答・解説）

■問題
■「障害の程度や特質にかかわらず，同年齢の市民と同等の基本的権利を有すること」を示すものであり「障害者や高齢者を特別視せず，可能な限り通常の市民生活を送ることができるようにする」という考え方はどれか．
(98回・午前3)
1. アドボカシー
2. パターナリズム
3. ヘルスプロモーション
4. ノーマライゼーション

◆解説
1. × アドボカシーとは，障害者，高齢者，患者などの社会的に弱い立場の人々の権利を擁護し，代弁すること．
2. × パターナリズムとは，本人に代わって意思決定すること．しかしその行為は，善意によることが基本である．パターナリズムには親と子，教師と生徒，看守と受刑者，医師と患者のように，権力をもつ者ともたない者，行使する者とされる者，という立場の異なる二者と特殊な状況下であることが関係する．
3. × ヘルスプロモーションとは，1986（昭和61）年にWHOの第1回ヘルスプロモーション会議で「人々が自らの健康をコントロールし，改善できるようにするプロセス」と定義された概念．①能力の付与，②唱道，③調停の3つの戦略が示されている．
4. ○ ノーマライゼーションとは，「障害者が健常者とともに暮らせる社会づくり」という概念で，障害がない状態と同様の生活が行えることを目指すもの．具体的には，バリアフリーや障害者の社会参加の促進など．

正答　4

■問題
■看護師の対応で適切なのはどれか．
(99回・午前39)
1. 多床室で，ベッド上で排便中の患者からのナースコールに「出ましたか」とインターホン越しに尋ねた．
2. 患者に病気の診断名について説明をしていた医師に緊急連絡が入り席を立ったので，代わりに説明した．
3. エネルギー摂取制限があるにもかかわらずケーキを食べていた患者から「これ一回だけだから誰にも言わないで」と言われたが，患者の許可を得て担当のスタッフに報告した．
4. 高齢患者の家族から「自分で着替えなくなるから寝衣は換えないように」と言われたのでそのとおりにした．

◆解説
1. × 多床室におけるナースコールでの排泄状況の確認は，患者のプライバシーに配慮しておらず，無神経である．
2. × 病気の診断名についての患者への説明は医師の役割であり，看護師は行ってはならない．
3. ○ 看護師は患者の健康を守る立場にあり，患者が納得しているのであるから，必要な情報は共有する必要がある．
4. × 患者の日常生活援助におけるケアについては患者のニーズや必要度により決定される．家族の判断ではない．

正答　3

問題
■ インフォームドコンセントの説明で正しいのはどれか． (100回・午前3)
1. 病歴を個室で聴取すること
2. 処置の優先順位を判断すること
3. 説明をしたうえで同意を得ること
4. 障害者と健常者を区別しないこと

解説
インフォームド・コンセントは「説明と同意」とも訳され，患者の「知る権利」と「自己決定権」を尊重するものである．患者が医療者から，治療やケアに対する十分な情報の提供とその選択に関する適切な説明を受けたうえで，治療やケアに同意することをいう．
わが国では，1990（平成2）年に日本医師会「生命倫理懇談会」により明確化されている．

正答 3

問題
■ 入院中の4歳児への倫理的配慮として適切なのはどれか． (101回・午前65)
1. 採血を行う際は「痛くないよ」と励ます．
2. ギプスカットの際は泣かないように伝える．
3. 骨髄穿刺の際は親を同席させないようにする．
4. エックス線撮影をする際は事前に本人に説明する．

解説
1．× 採血は痛みを伴う検査であり，「痛くないよ」と言うことはうそになり，看護師に対して不信感を抱くことにつながる．
2．× 泣かないようにと制限するのではなく，動いては危ないことを伝えることが重要である．
3．× 骨髄穿刺にかかわらず，幼児では家族の付き添いが許可されることが多い．しかし，検査に同席するかどうかは親の意向も聞き決定する必要がある．
4．○ 小さな子どもにも自分に行われる医療に対する具体的な説明を受ける権利がある．子どもの年齢や理解度に合った説明を十分に行う．

正答 4

問題
■ 倫理原則の「善行」はどれか． (102回・午後4)
1. 患者に身体的損傷を与えない．
2. 患者に利益をもたらす医療を提供する．
3. すべての人々に平等に医療を提供する．
4. 患者が自己決定し選択した内容を尊重する．

解説
看護師に求められる倫理原則は，①自律尊重原則，②善行原則，③無危害原則，④正義原則，の4つがある．善行は，患者に利益をもたらす医療を提供することである．患者に身体的損傷を加えないのは無危害である．すべての人々に平等に医療を提供するのは正義である．患者が自己決定し選択した内容を尊重するのは自律尊重である．

正答 2

問題
■ 高齢者の権利擁護で正しいのはどれか. (98回・午後62)
1. 成年後見制度の任意後見人は裁判所が決定する.
2. 認知症の診断とともに成年後見制度が適用される.
3. 高齢者虐待を発見した者は市町村に通報する義務がある.
4. 虐待されている高齢者を老人短期入所施設等に入所させる法律はない.

解説
1. × 成年後見制度の任意後見人は, 本人が後見人を選び契約を結ぶことである. 本人で判断する能力が低下している場合は, 家庭裁判所での手続きにより法定後見人が選任される.
2. × 成年後見制度は認知症の診断とともに適用されるのではなく, 病状の悪化により開始される.
3. ○ 「高齢者虐待の防止, 高齢者の養護者に対する支援等に関する法律」(略称:高齢者虐待防止法)のなかに, 高齢者の虐待を発見した者は, 市町村に通報する義務があることが定められている.
4. × 高齢者虐待防止法により, 高齢者虐待の通報を受けた市町村は被虐待者を一時保護するために, 老人短期入所施設等に入所させるなどの措置を講じなければならない.

正答 3

問題
■ 患者の権利主張を支援・代弁していくのはどれか. (99回・午前5)
1. アドボカシー
2. リビングウィル
3. パターナリズム
4. コンプライアンス

解説
1. ○ アドボカシーの解説は, p.160「98回・午前3」の解説を参照のこと.
2. × リビングウィルとは, 尊厳死の宣言書とも呼ばれるもので, あらかじめ自分の終末期のありさまの希望を決めておくもので, 終末期に本人の希望に沿った選択が可能になる. 回復不能の終末期の無駄な延命治療を中止して, 自然なままの安らかな死を迎えることを意味している.
3. × パターナリズムの解説は, p.160「98回・午前3」の解説を参照のこと.
4. × コンプライアンスとは, 通院・服薬・食事・運動・仕事・休養・受診に関する医療従事者の指示などを, 健康回復・促進のために患者が応じ, 守ろうとすること.

正答 1

問題
■ 会社員のAさん(34歳, 男性)は, 急性白血病(acute leukemia)で入院中である. Aさんの職場の上司から「Aさんが隔離されていて, 本人に直接確認できないので入院期間を教えてほしい」と病棟に電話があった.
看護師の対応で適切なのはどれか. (100回・午前37)
1. 「急性白血病(acute leukemia)なら, だいたい1か月くらいです」
2. 「主治医の許可を得てからお話しします」
3. 「病院に来られたときにお話しします」
4. 「お教えすることはできません」

解説
看護師には守秘義務があり, 患者の入院期間や病名などの個人情報を, 本人の承諾なしに漏洩してはならない. 選択肢の1~3はすべて患者本人の承諾を得ていない対応のため, 不適切な対応である.

正答 4

■ 問題
■ 理解力に問題のない入院中の成人患者を対象にした看護研究を行うこととした．倫理的配慮で適切なのはどれか．**2つ選べ．** （101回・午前84）
1. 研究参加の同意は後で撤回できることを患者に説明する．
2. 患者が自室に不在の場合，研究参加の同意は家族から得る．
3. 発表用のデータには患者の実名を記載する．
4. 個人情報が含まれた研究の書類は，施錠できる場所に保管する．
5. 研究が終了したとき，研究者の守秘義務は免除される．

◆ 解説
1. ○ 研究参加に関しては自己決定権を尊重し，研究内容について十分に説明するとともに，いつでも研究協力に対して撤回できる権利があることも説明する．
2. × 研究参加への同意は，理解力に問題のない人の場合，本人の意思を確認する必要がある．
3. × 研究の全過程において，プライバシー保護の観点から研究の対象となった人が特定できないように情報の扱いは十分に配慮する．発表用のデータにおいても，患者の実名やイニシャルは使用しない．
4. ○ 個人情報保護のため，研究書類は施錠できる場所に厳重に保管する．
5. × 研究が終了しても，守秘義務が免除されることはない．研究に参加したことで参加者に不利益が生じないよう，研究者として研究の過程で得た個人情報の守秘義務は生涯継続される．

正答 1，4

■ 問題
■ ノーマライゼーションに基づくのはどれか． （102回・午後31）
1. 救急搬送体制を整備すること
2. 医療機関にいつでも受診ができること
3. 公共交通機関をバリアフリー化すること
4. 障害者に介護施設への入所を勧めること

◆ 解説
ノーマライゼーションとは，「障害者が健常者とともに暮らせる社会づくり」という概念で，障害がない状態と同様の生活が行えることを目指すものである．公共交通機関のバリアフリー化はノーマライゼーションに基づく．

正答 3

■ 問題
■ 精神保健及び精神障害者福祉に関する法律が規定する行動制限で，看護師の判断で行うことができるのはどれか． （99回・午後70）
1. 隔離の実施
2. 手紙発信の制限
3. 身体的拘束の実施
4. ケア時，隔離の一時的中断

◆ 解説
精神保健及び精神障害者福祉に関する法律の第36条では，「入院中の者につき，その医療又は保護に欠くことのできない限度において，その行動について必要な制限を行うことができる」とされている．
1. × 隔離などの行動制限の実施は，精神保健指定医が行わなければならない．
2. × 精神保健福祉法にて，信書の発受の制限をしてはならないことが定められている．
3. × 身体的拘束も精神保健指定医の判断のもとで行わなければならない．
4. ○ 洗面や入浴，食事，清掃などのケアのために，隔離中であっても一時的に中断して，看護師は患者の部屋に出入りをせざるを得ない．隔離の中断は精神保健指定医の監督責任に基いて行われるものであるが，出入りのたびに開放と隔離の指示を医師からもらうことは現実的ではないため，一般的には看護師の判断で行っている．

正答 4

■ 問題
■ 看護師に求められるアドボケーターの役割はどれか． (101回・午前5)
1. 指示者
2. 責任者
3. 代弁者
4. 調整者

◆ 解説
アドボカシーは，「擁護」や「支持」などの意味をもつ言葉で，日本では「権利擁護・代弁」と訳される．アドボケーターはそれを行う者を意味している．

正答 3

■ 問題
■ 保健師助産師看護師法で規定されている看護師の義務はどれか． (100回・午後5)
1. 応招義務
2. 守秘義務
3. 処方箋交付の義務
4. セカンドオピニオン提供の義務

◆ 解説
保健師助産師看護師法第42条の2に保健師，看護師，准看護師の守秘義務の規定がある．看護職には患者のプライバシーを保護する観点のみならず，患者から必要な情報の提供を受けることで，適切な医療を実現するという観点からも，業務上の守秘義務が課せられている．守秘義務に違反した場合は，民事上の責任を問われるだけでなく，刑事上の責任追及や行政処分を受ける可能性もある．

応招義務は，医師（医師法第19条）と助産師（保助看法第39条）で規定されている．処方箋交付の義務は，医師法（第22条）による医師の義務である．セカンドオピニオンは，病気の治療などについて担当医以外の医師による診察を受けたり意見を聞いたりするもので，患者の権利である．

正答 2

■ 問題
■ ヘルシンキ宣言で提唱されたのはどれか． (102回・午前4)
1. リビングウィル
2. ヘルスプロモーション
3. ノーマライゼーション
4. インフォームド・コンセント

◆ 解説
ヘルシンキ宣言は，1964（昭和39）年6月にヘルシンキで開催された第18回世界医学界総会（WMA）で採択された，人を対象とする医学研究を実施する際の倫理的原則である．被験者の人権の尊重，医学研究の原則，インフォームド・コンセント，実験計画書の作成，倫理委員会の存在などが定められている．

リビングウィルはリスボン宣言で認められた患者の自己決定権に基づく，尊厳死の宣言書である．ノーマライゼーションはバンク－ミケルセンが提唱して1971（昭和46）年に国連で採択された「知的障害者の権利宣言」のなかの理念である．ヘルスプロモーションは世界保健機関（WHO）がオタワ憲章において提唱した．

正答 4

看護師国家試験出題基準（平成26年版）対照表

必修問題

Ⅰ．看護の社会的側面及び倫理的側面について基本的な理解を問う．

大項目	中項目	小項目	本書該当ページ
4．看護の倫理	A．基本的人権の擁護	a．個人の尊厳	p.32
		b．患者の権利	p.6, 19, 23, 41
		c．自己決定権と患者の意思	p.21, 41, 58, 80
		d．インフォームド・コンセント	p.6, 21, 41
		e．ノーマライゼーション	p.14
		f．情報管理（個人情報の保護）	p.11, 23, 44, 123
	B．看護倫理	a．看護職の役割	p.1～159
		b．看護の倫理綱領	p.3, 10, 32～79

基礎看護学

Ⅰ．看護の基礎となる概念について基本的な理解を問う．

大項目	中項目	小項目	本書該当ページ
1．看護の基本となる概念	D．看護における倫理	a．基本的人権，世界人権宣言，個人の尊厳	p.10, 13, 35
		b．医療の倫理原則	p.7, 15
		c．患者の権利と擁護	p.21～27
		d．看護職者の倫理綱領	p.3, 10, 32～79
		e．倫理的葛藤と対応	p.15

Index

*太字は看護師国家試験出題基準を示す.

数字，欧文

1959年法 ……………………………… 14
4分割表 ………………………………… 143
CDP ……………………………………… 60
CNS ………………………………… 9, 58
ICN …………………………… 10, 34, 45
　　──看護師の倫理綱領
　　　　………… 32, 34, 53, 69, 152
ICT ……………………………………… 123
PTSD …………………………………… 71
SNS ………………………………… 46,123
WLB ……………………………………… 66

あ行

赤い嘘 …………………………………… 34
アカウンタビリティ …………………… 50
アドバンス・ディレクティブ ………… 82
アドボカシー ……………… 13, 47, 106
アドボケーター ………………………… 94
新たな看護のあり方に関する検討会 … 60
安楽死 …………………………………… 23
医学研究のための基本原則 …………… 151
医原病 …………………………………… 73
意識障害 ………………………………… 51
意思決定 …………………………… 42, 85
　　──支援 ………………………… 143
　　──の共有モデル …………………17
医師主導型 ……………………………… 16
意思尊重 ………………………………… 80
意思の表出困難 ………………………… 85
意思表示 ………………………………… 82
医師法 …………………………………… 2
依頼書 ………………………………… 156
医療行為 ………………………………… 6
医療社会 ……………………………… 133
医療提供体制 …………………………… 77
医療の質 ………………………………… 76
医療の倫理原則 ………………… 7, 15
医療費 …………………………………… 77
医療法 …………………………… 2, 24, 25
医療保険制度体系 ……………………… 77
医療倫理 ………………………………… 3
　　──学 …………………………… 6, 9
インターネット ……………………… 123
インフォームド・アセント …… 43, 94
インフォームド・コンセント
　　……… 6, 7, 21, 37, 41, 42, 151
引用文献 ……………………………… 157

嘘 ………………………………………… 33
うつ病 ………………………………… 110
延命 ……………………………………… 22
応用倫理学 …………………………… 3, 4, 9

か行

改ざん ………………………………… 158
外表奇形 ……………………………… 101
快楽主義 ………………………………… 3
学内演習 ………………………………… 30
確認行為 ………………………………… 61
隔離 …………………………… 86,107,109
家族 ……………………………… 81, 89
価値観 …………………………………… 85
価値による決定モデル ………………… 47
葛藤 ………………………………… 80, 83
環境 ……………………………………… 72
　　──権 ……………………………… 11
　　──破壊 …………………………… 72
　　──倫理学 ……………………… 5, 9
　　──論 ……………………………… 73
看護医療情報 …………………………… 45
看護過程 ……………………………… 135
看護管理 ………………………………… 59
看護教育 ………………………………… 59
　　──カリキュラム ………………… 30
看護業務 ………………………………… 60
　　──基準 …………………………… 60
看護記録 …………………………… 26, 51
看護計画 ……………………………… 135
看護研究 ………………………… 59, 63, 150
　　──における倫理指針 ………… 152
看護実践 ………………………………… 59
看護師等の人材確保の促進に関する法律
　　……………………………… 52, 53
看護師と実践 …………………………… 69
看護師の倫理規定 ……………… 35, 45
看護者の行動基準 ……………………… 59
看護者の免許 …………………………… 9
看護者の倫理綱領
　　……………… 3, 32, 45, 139, 152
看護職の定義と業務規程 …………… 130
看護職の夜勤・交代制勤務に関するガイドライン ………………………………… 66
看護の質 ………………………………… 76
看護の専門性 …………………………… 56
看護の倫理綱領 …………………… 10
看護倫理学 ……………………………… 9
患者教育 ………………………………… 83

患者の意思……………………………… 23
患者の権利…………… 6, 19, 23, 107
　　──宣言案………………………… 40
　　──と擁護………………………… 21
　　──に関する世界医師会リスボン宣言
　　　……………………………… 19, 23
帰結主義倫理学………………………… 3
規範……………………………………… 2
　　──倫理学………………………… 3
基本的人権………………… 10, 14, 35
　　──の尊重……………………… 10
基本的倫理原則………………………… 47
機密情報漏洩………………………… 123
義務倫理学……………………………… 3
虐待…………………………………88,117
キャリア・ディベロップメント・プログラム
　　……………………………………… 60
キャリア開発…………………………… 60
　　──ラダー……………………… 60
共著者………………………………… 158
狭範囲理論……………………………… 63
ケア……………………………… 12, 13
ケアリング……………………… 13,138
継続学習………………………………… 53
携帯電話…………………………… 46,123
刑法……………………………………… 25
結核予防法……………………………… 25
研究計画書…………………………… 156
研究倫理………………………………… 63
　　──委員会…………………… 153
　　──審査……………………… 152
　　──審査委員会……………… 63
　　──申請書…………………… 155
原則……………………………………… 11
　　──主義………………………… 11
権利擁護………………………………… 13
　　──モデル……………………… 47
後見人…………………………………… 89
口唇口蓋裂…………………………… 101
拘束…………………………………… 106
交代制勤務……………………………… 67
行動規範………………………………… 3
行動制限……………………………… 107
広範囲理論……………………………… 63
幸福主義………………………………… 3
功利主義………………………………… 3
　　──倫理学……………………… 3
高齢者虐待防止法…………………… 117
「高齢者の終末期の医療およびケア」に
関する日本老年医学会の「立場表明」
2012 …………………………… 62
国際看護師協会…………… 10, 34, 45
国際障害者年…………………………… 15
国際連合憲章…………………………… 10
国際連合総会…………………………… 10
告知……………………………………… 22
個人情報………………… 38, 44, 45, 101
　　──保護………… 11, 23, 44, 123
個人倫理………………………………… 28
言葉の虐待……………………………… 87
子どもの権利…………………………… 92
　　──条約………………………… 99
コミュニケーション…………………… 41

さ行

在宅医療……………………………… 116
在宅療養……………………………… 116
差別……………………………………… 35
サラ・フライ…………………… 15, 47
資源……………………………………… 36
自己決定………… 7, 21, 80, 93, 122
　　──権………………… 21, 58, 100
　　──支援……………………… 106
　　──の権利……………………… 41
自己研鑽………………………………… 52
自己実現………………………………… 85
自殺……………………………………… 23
　　──企図……………………… 110
死産…………………………………… 102
事前指示書……………………………… 82
自然の生存権…………………………… 5
自尊心…………………………… 33, 87
児童の権利に関する条約……… 43, 99
死亡児………………………………… 102
社会権…………………………………… 11
社会的入院……………………………… 73
社会的役割……………………………… 3
社会福祉制度…………………………… 76
自由権…………………………………… 11
重複投稿……………………………… 157
十分な情報に基づく意思決定モデル 18
終末期医療……………………………… 81
終末期患者……………………………… 81
受益権…………………………………… 11
守秘義務………………… 23, 38, 44
受容……………………………………… 80
状況倫理………………………………… 34
小範囲理論……………………………… 63

情報……………………………………101
 ——共有……………………………56
 ——収集……………………………51
 ——通信関連技術…………………123
 ——リテラシー……………………65,127
 ——倫理……………………………127
 ——漏洩……………………………65,126
職業倫理………………………………………3
助産録………………………………………26
ショック期…………………………………103
自律………………………………2,10,21,113
自立支援型…………………………………87
自律性尊重…………………………………12
自律尊重原則…………………………………7
知る権利……………………………………11,41
白い嘘………………………………………34
人格形成……………………………………100
仁恵……………………………………………12
人権……………………………………………11
 ——に関する世界宣言……………35
 ——問題……………………………14
人工呼吸管理………………………………42,54
人口問題………………………………………5
心身の健康…………………………………66
身体拘束（抑制）…………………54,86,107
身体的虐待…………………………………88,117
心的外傷後ストレス障害……………………71
心理的虐待……………………………………88
診療録………………………………………26
スマートフォン……………………………46,123
生活習慣病…………………………………83
正義…………………………………8,10,12,35
 ——原則……………………………8
誠実…………………………………………10,33
精神保健及び精神障害者福祉に関する法
律……………………………………25,109
精神保健福祉法……………………………109
生存権…………………………………5,72,100
成年後見制度………………………………89
生命…………………………………………32
 ——医学倫理………………………11
 ——医学倫理の4原則……………12,47
 ——倫理……………………………3
 ——倫理学………………………6,9
世界医学会総会……………………………150
世界人権宣言……………………………10,72
世代間倫理……………………………………5
説明責任……………………………………50
善行……………………………………………10

 ——原則………………………………7
せん妄………………………………………54
専門看護師…………………………………9,58
専門知識……………………………………76
専門的知識・技術の創造と開発……………63
ソーシャルネットワーキングサイト
……………………………………46,123
尊厳…………………………………………103
尊厳死………………………………………23
尊重…………………………………………42

た行

体動…………………………………………54
代弁…………………………………………13
 ——者………………………………43
代理人としての専門職モデル………………17
他害リスク…………………………………107
他者危害排除の原則…………………………21
タスキギー事件……………………………47
地域医療体制………………………………78
チーム医療………………………16,45,56
地球全体主義…………………………………5
チャールズ…………………………………17
忠誠…………………………………………10
中範囲理論…………………………………63
治療方針…………………………81,82,143
治療方法の選択……………………………42
チルドレス…………………………………11
ツイートトラブル…………………………124,125
ツイッター…………………………………123
データベース………………………………64
哲学……………………………………………3
電子カルテ…………………………………64
転倒…………………………………………86
同意……………………………………………7
 ——書………………………………156
 ——撤回書…………………………157
統合失調症患者……………………………113
道徳…………………………………………2,28
糖尿病患者…………………………………83
徳倫理学………………………………………3

な行

内省…………………………………………55
ナイチンゲール……………………………73
 ——誓詞……………………10,44,65
ナラティヴ倫理学…………………………12
二・五人称の視点…………………………141
ニィリエ……………………………………14

日本看護科学学会　152
日本看護協会　10, 35, 66, 76, 139, 152
日本看護研究学会　152
日本国憲法　10, 35, 72
ニュルンベルグ綱領　151
任意後見制度　90
ねつ造　158
ノーマライゼーション　14

は行

パターナリズム　37
　──モデル　17
バンクーミケルセン　14
反面教師　140
ビーチャム　11, 47
ヒエラルキー型モデル　16
非快楽主義　3
非規範倫理学　3
悲嘆　103
人として尊重するモデル　47
ヒヤリ・ハット　68
平等　35, 97
　──権　10
品行　69
フェイスブック　46, 123
フェミニズム　14
不平等　99
プライバシー　44
　──保護　11
ブルーム　30
分断投稿　157
ベイトマン　13
ベナー看護論　60
ヘルシンキ宣言　47, 150
ベルモントレポート　47
報告・連絡・相談の3原則　133
法定後見制度　90
法的責任　9
訪問看護等の提供に関する諸記録　26
法律　2
暴力　108
保健医療福祉関係者　56
保健師助産師看護師法　2, 25, 130
保助看法　2, 9, 44, 50, 53, 70
母体保護法　25
母乳授乳　104

ま行

マネジメント　76
未成年　22
無害　10
無危害　12
　──原則　7
メイヤロフ　13
メタ倫理学　4
メディカル・ケア　151
メディカルスタッフ　16
免許制度　6
模範モデル　140
モラル　2
問題解決型　16

や行

夜勤　67
約束　120
抑うつ　118

ら行

利益相反　157
　──書類　157
利己主義　3
離職　53
利他主義　3
リビング・ウィル　23
療養環境　74
療養病床　77
臨床研究に関する倫理指針　152
臨床倫理検討シート　143, 147
臨地実習　30, 31, 132, 135, 140
倫理　28
　──学　3
　──カンファレンス　142
　──原則　33
　──検討ツール　143
　──綱領　3, 10
　──的課題の学習プロセス　49
　──的葛藤　15
　──的ジレンマ　15, 100
労働と看護の質向上のためのデータベース事業　76
ロールモデル　140

わ行

ワーク・ライフ・バランス　66
ワトソン　13

Basic & Practice
看護学テキスト 統合と実践——**看護倫理**

2014年11月5日　初版　第1刷発行

編　集	石井　トク，江守　陽子，川口　孝泰
発行人	影山　博之
編集人	向井　直人
発行所	株式会社 学研メディカル秀潤社 〒141-8414 東京都品川区西五反田 2-11-8
発売元	株式会社 学研マーケティング 〒141-8415 東京都品川区西五反田 2-11-8
印刷製本	凸版印刷株式会社

この本に関する各種お問い合わせ先
【電話の場合】
● 編集内容については Tel 03-6431-1237（編集部）
● 在庫，不良品（落丁，乱丁）については Tel 03-6431-1234（営業部）
【文書の場合】
● 〒141-8418　東京都品川区西五反田 2-11-8
　　学研お客様センター『Basic & Practice 看護学テキスト 統合と実践——看護倫理』係

©T. Ishii, Y. Emori, T. Kawaguchi 2014. Printed in Japan
● ショメイ：ベーシックアンドプラクティスカンゴガクテキストトウゴウトジッセン——カンゴリンリ

本書の無断転載，複製，頒布，公衆送信，複写（コピー），翻訳，翻案等を禁じます．本書を代行業者等の第三者に依頼してスキャンやデジタル化することは，たとえ個人や家庭内の利用であっても，著作権法上，認められておりません．
本書に掲載する著作物の複製権・翻訳権・譲渡権・公衆送信権（送信可能化権を含む）は株式会社学研メディカル秀潤社が管理します．

JCOPY 〈（社）出版者著作権管理機構委託出版物〉
本書の無断複写は著作権法上での例外を除き禁じられています．複写される場合は，そのつど事前に，（社）出版者著作権管理機構（電話 03-3513-6969，FAX 03-3513-6979，e-mail: info@jcopy.or.jp）の許可を得てください．

　　本書に記載されている内容は，出版時の最新情報に基づくとともに，臨床例をもとに正確かつ普遍化すべく，著者，編者，監修者，編集委員ならびに出版社それぞれが最善の努力をしております．しかし，本書の記載内容によりトラブルや損害，不測の事故等が生じた場合，著者，編者，監修者，編集委員ならびに出版社は，その責を負いかねます．
　　また，本書に記載されている医薬品や機器等の使用にあたっては，常に最新の各々の添付文書や取り扱い説明書を参照のうえ，適応や使用方法をご確認ください．

株式会社 学研メディカル秀潤社